U0115695

任之堂行医记

——一个传统中医的成长历程

任之堂主人（余浩） 著

全国百佳图书出版单位

中国中医药出版社

·北 京·

图书在版编目（CIP）数据

任之堂行医记：一个传统中医的成长历程 / 任之堂主人（余浩）著 . —
北京：中国中医药出版社，2023.12
ISBN 978 – 7 – 5132 – 8273 – 4

Ⅰ . ①任… Ⅱ . ①任… Ⅲ . ①中医学—普及读物 Ⅳ . ① R2–49

中国国家版本馆 CIP 数据核字（2023）第 118272 号

中国中医药出版社出版

北京经济技术开发区科创十三街 31 号院二区 8 号楼

邮政编码　100176

传真　010–64405721

河北品睿印刷有限公司印刷

各地新华书店经销

开本 710 × 1000　1/16　印张 11.75　字数 180 千字

2023 年 12 月第 1 版　2023 年 12 月第 1 次印刷

书号　ISBN 978 – 7 – 5132 – 8273 – 4

定价　48.00 元

网址　www.cptcm.com

服 务 热 线　010–64405510

购 书 热 线　010–89535836

维 权 打 假　010–64405753

微信服务号　zgzyycbs

微商城网址　https://kdt.im/LIdUGr

官 方 微 博　http://e.weibo.com/cptcm

天猫旗舰店网址　https://zgzyycbs.tmall.com

如有印装质量问题请与本社出版部联系（010–64405510）

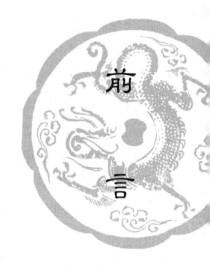

前言

2009年秋天，一个病人开着小轿车过来就诊，进门后看了看我，然后笑着说："这么年轻的中医，水平能咋样？你看看我有啥病？"

很多病人都认为中医应该是年迈的老者，因为我年轻，测试我诊疗水平的事情时有发生。

我看了看病人，头发稀稀拉拉的，头皮油光可见，眼圈发暗。我没有切脉，只是看了他几秒钟，然后告诉他："你平时经常头昏、心情烦躁、腰部酸痛……"

病人吃惊地看着我，问我是如何知道的？我笑了笑说："你的脸上、头上不是写着吗？"接下来是诊脉、开药……

每天我都在为病人望诊、切脉、解释病情、辨证用药，这些知识是太爷从小教给我的，从我幼年开始，他用他的方式，为我走上中医之路奠定了良好的基础。为了将我培养成一名合格的中医，他老人家付出了晚年全部的心血，在临终前仍不忘告诫我行医的准则。

在中医的路上能够走到今天，我要感谢的是太爷他老人家，还有系统传授我中医知识的大学老师、教给我草药知识的药农朋友，以及开启我中医感悟之门的道长前辈，更应该感谢我的亲人朋友及那些信任我的病人，正因为有了他们的帮助和支持，我才能成为一名合格的中医师。

今天我抽出时间完成这篇传记式的中医入门讲述，既是我多年的心愿，也是对朋友们的感谢，同时也是对太爷他老人家的告慰，愿老人家九泉安息，含笑着看我走过每一步行医之路!

需要说明的是,本文中所有的人物均在生活中有原型,他们或是我的师长,抑或是我的朋友,甚至有神龙不见首尾的异士,当然更多的是支持我的病人。书中大量医案,均采用临床中的真实案例,对药物的论述,绝无半点妄言,处方用药及治疗结果力求真实,对中医理论的阐述尽量通俗易懂,希望对于中医爱好者、在校医学生以及医学工作者有些帮助。

从书中可以看到我所怀念、所感激、所尊重以及所要记住的所有人的影子,但是本书仍是一部传记体的中医入门著作。这本书是以现实中我的成长经历为模板,记录了一个传统中医的成长过程,希望我的成长过程能够给所有喜爱中医的人以鼓励和借鉴。

但明吾心,吾心足矣!

任之堂主人(余浩)

2023 年 5 月

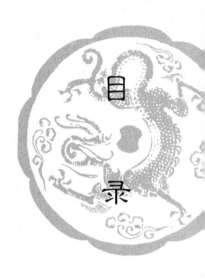

目录

一、童年的回忆（上）

我的太爷是家乡有名的草医，给人和猪、牛看病，在当地人缘很好，也很有威望，他很想将自己一生的医术流传下来，可惜自己没有儿子，只有两个女儿，一个是我奶奶，一个是我姑奶奶。

我奶奶是大女儿，最终留在家里，招了上门女婿——我的爷爷，而爷爷年轻时好赌成性，偌大的家业输得所剩无几，好几块、加起来上千亩的板栗山最后输得只有两小块了。

庆幸的是给我太爷添了四个孙子和一个孙女，我父亲老大，继承了太爷手艺的一部分，即给牲口看病，一本《牛马经》加上太爷的实践经验，将父亲造就成了一方有名的兽医。

太爷的其他孙子，一个学了木匠，两个当了教师，成了国家干部。眼看一生苦心研究的医术将要带进黄土，年迈的太爷常常叹息……

1975年的秋天，随着我的出生，太爷看到了希望！

从我满月开始，太爷便天天抱着我在村前村后转，唱着我还听不明白的中医歌谣，将毕生的心血慢慢地灌输到我稚嫩的脑海中。

从蹒跚学步到能够四处跑着玩，跟在我后面的总是我的太爷，气喘吁吁地跟着我，口中喊着："东娃子，慢点跑，小心有蜈蚣！"欢笑声在太爷担心的呼喊声中四处散开。

我依稀记得3岁那年，一个很重要的日子，村头李家的儿子涛涛不听话，李叔打了几下，结果涛涛突然面色苍白，手脚发凉，出气困难，慌忙中来找太爷。太爷拽着我，向李家跑去。

到他家时，李叔的老婆站在门口说："怕是不行了，娃子脸色白得像纸，出气困难！"

太爷说："别急，让我看看！"涛涛躺在堂屋的凉床上，看上去出气很困难。

太爷切完脉，让李叔拿来两根缝衣针，然后倒上半碗酒，将针在酒中洗了洗，在涛涛的两个手腕内侧上一点各扎了一针，然后用大拇指在胸口反复推，几分钟后，涛涛的脸有了血色，出气也顺畅了。

太爷回头对李叔说："娃子气性大，以后教育要注意方式方法，刚才差点就气昏死了！"

李叔点头称是，在一连串的道谢声中，太爷带着我回家了。

回家的路上，我问太爷："为什么缝衣服的针能救人？"

太爷笑着说："不是针救人，是针扎了穴位救人。刚才扎的是内关穴，这个穴位能调理胸部的气机，我手推的是膻中穴，此穴又叫'上气海'。涛涛是生气后气郁在胸中，气顺了，病就好了。"

太爷用手摸着我的头问："想不想学救人的本事？"

我说："想学想学！好玩吗？"

太爷笑着说："这可不是玩的事，得好好学才能救人，不然会把活人治成死人！"我一时不知说什么好，只觉得死人可怕。看来学救人的本事是一件不好玩，而且会遇到死人的事情。

太爷摸着我的头，笑着说："只要按照我说的学，一定能学好，而且学好后也很好玩。"

听到很好玩，我便闹着要学救人的本事。太爷爽朗的笑声响彻山谷！

太爷的医学知识是上辈传给他的，记得太爷说上辈人中有深悉阴阳五行八卦的先生，不仅给人看病，还顺便帮人看风水。但长时间流传下来，也失传了不少。

最终留给太爷的只有几本医书，加上一些常用的效方（也就是农村常说的秘方），而太爷经过努力学习和求教，终于形成了一套完整的医学理论体系，包括切脉诊病、药性整理、特效方剂、疾病预后、愈后调理等。

但是如何将这样一个庞大的系统向一个只有不到 4 岁的小孩灌输，还要不让小家伙感到枯燥，太爷有很长一段时间一直在思索着……

1980 年秋，记得我刚满 5 岁，太爷带我到山上放牛，一边走一边指着山上的花花草草说："这些都是药材，多好的药材啊！"

我好奇地问："什么时候开始教我学习救人的本事？"

太爷笑着说："别急，慢慢来。你看前面那片刺藤上面一个个红红的果子，叫'蜂笼罐'，就好像装满了蜂蜜的小罐子，可甜了！不过上面有刺，摘的时候要小心点。"我闹着要吃。

太爷摘了一个颜色深红的，擦掉了上面的刺，掰开后抠掉里面的籽，然后将果肉放到我的嘴里，甜丝丝的，虽然水分不是很多，但真的很甜。

太爷说："医书上将这种果子称为金樱子，没有熟时呈青色，味道酸涩，熟透了就很甜。"

"这也是药吗？"我好奇地问。

太爷看着我说："去年你每晚尿床，后来我给你喝了几回'甜水'，不就好了吗？"

"可那时你说是糖水？"

太爷笑着说："就是这金樱子煎的药水！以后可要记住了，金樱子煎的甜药水可以治疗尿床！"

"知道啦，以后你不能再骗我，把药水说成糖水！来，拉钩！"

太爷笑着和我拉钩，然后我们继续跟着家里的老黄牛朝山里走去。

大山里的秋天随处可以看到成熟的野果，没走几步就看见前面有棵柿子树，树上的柿子大部分已被采摘，剩下几个橘黄色的柿子挂在树上，非常诱人。

太爷用树枝给我勾下来两个，我急不可耐地吃了起来，甜甜的爽滑感觉很是舒服，太爷自己却蹲在地上拾满地的柿蒂把。

我说："老爷爷，你吃个柿子吧，柿蒂把不能吃的。"

太爷看着我，笑着说："这可是救人的好药！"

一听说是救人的好药，我便帮忙拾起来，满地的柿蒂把一会儿工夫就拾干净了，太爷用随身带的布袋足足装了小半袋。

"这东西看起来真丑，皱巴巴的，能治疗什么病？"

"打嗝！"

"打嗝也是病？我吃饱饭后都要打几个饱嗝，很舒服的事情，怎么会是病？"

太爷笑着说："打嗝多了也是病！而且很难受！"

我将信将疑，拉着太爷的手，追随我们家的老黄牛去了。

登上了山顶，地势变得平坦了，前面有很多黄荆条，上面结满了黑色的种子，圆滚滚的。

太爷一边摘，一边告诉我，这些种子叫黄荆子，是祛风止头痛的好药。

我们一边放牛，一边采草药。当天边的最后一抹霞光消失，祖孙俩才慢慢下山回家。

玩了一下午，我很快睡着了。等我醒来，发现家里来了几位不认识的客人，其中一个女的不停地打嗝，就像老公鸡吃了蜈蚣，不停地嗝噜嗝噜，满脸痛苦的样子。

太爷摇了摇半醒中的我，让我看看打嗝打多了也难受。随后太爷抓了一把下午我们捡的柿蒂把给病人，让病人回家煎水喝，病人在半信半疑中离开了。

迷迷糊糊中，我晚饭还没吃完就又睡着了。在梦中太爷带着我爬了很多山，认识了很多长相奇异的药材，太爷反复告诫我，这些药材都有灵性，与它们成了好朋友，熟悉了解它们各自的个性，就能够治疗世上很多疾病……

二、童年的回忆（中）

第二天清晨，一阵香气把我从睡梦中唤醒，只见太爷端着一碗鸡蛋面条让我起来吃，诱人的美食！这可是每年过生日才能吃上的东西，我一骨碌爬起来。

"为什么有好吃的？"我疑惑地问。

"昨天下午捡的柿蒂把换来的！"

"柿蒂把能换鸡蛋？今天我们再去捡，以后每天都吃鸡蛋！"

太爷笑了笑说："是昨天晚上那个打嗝的病人今天早上送来的，她的病好了！"

太爷平淡的话让我的心灵受到冲击，为什么别人不知道柿蒂把可以治病？为什么打嗝治好了病人要感谢？看来我正按照太爷的培养计划一步步向前走。

吃完鸡蛋面条，又该上山放老黄牛了。这是太爷晚年的一项工作，顺便可以采草药。

到了半山腰，太爷累了，便停下来休息，一边装旱烟，一边给我讲故事。

今天讲的是太爷父亲年轻时的一段佳话，太爷讲过好几遍了，但每次他都爱讲这个故事，里面有虎有龙的。

"有一年冬天，镇上的粮油商陈老爷从外地贩油回镇上卖，回来时受了寒，一到家就开始发烧，周身疼痛。因为做生意挣钱很辛苦，所以陈老爷舍不得看病抓药，只喝了些葱姜水发汗，结果病情没有好转。躺了三天，眼看病情日渐加重，于是请来镇上的王大夫，王大夫是镇上最有名的中医，看后说是伤寒入阳明，开了白虎汤治疗……"

"白虎吃人吗？"我插话道。

"那是方名，不是白虎。古人用这个名是因为此方退烧效果很好，如同白虎。"

"病人服药后烧退了，但周身骨节疼痛加重，几天过去了，也没好，于是家人又找镇上的陈大夫看。陈大夫也是八代祖传中医，切完脉，叹了口气说：'老爷子身子骨本身就不好，加上劳累后感受重寒，现在寒邪已深入骨髓，部分已化为热毒，寒热两种病邪交织在一起，不好治！'方子也没开，摇摇头走了。"

"家属一听就哭了起来。当时你老太爷正好到集上卖柴火，看到好多人围在粮油店前，里面传来阵阵哭声，好奇地走了过去，问明了情况，切了切脉，'别哭了，病人还有救。'于是让病人家属拿来笔和纸，开了两剂大青龙汤。三天后，病人找到你老太爷，一定要感谢他，说他的两剂药就将病人治好了，带来一大桶芝麻油，要送给你老太爷。那年月，芝麻油可是好东西，你老太爷硬是没收。陈老爷就教你老太爷榨油的技术，现在咱们家的榨油坊还是陈老爷帮忙盖的，这些年来咱们家就一直没缺油吃……"

"看来青龙还是比白虎厉害！"我下了结论。

太爷笑了笑说:"它们都厉害,但要用得恰当,时候不到,用了就没效。就好比你昨天吃的柿子,如果一月前吃,就没那么好吃!"

"嗯,上月老爸摘柿子,我偷偷尝了一个,很不好吃!"

休息好了,我们该上路了,太爷拉起我去追前面吃草的老黄牛。

这时我发现前面树叶上有只小蜜蜂,跟隔壁邻居家养的一样,我忙用手去捏。

"别抓!"太爷的话刚说完,我的大拇指已被蜜蜂蜇了,立即感到一阵痒痛。

太爷忙用手轻轻拔去毒针,顺便去怀中找药。

看着大拇指上慢慢出现的小红包,我当时还以为会死呢,吓得直哭。

太爷一边安慰我,一边打开从怀里摸出的小药瓶,里面装着淡黄色的药液。太爷摇了摇,药液立即变成红黄色。

他打开瓶盖,用小木棍蘸上药液涂在小红包上,一种凉爽的感觉,让人很舒服。效果还真快,过了一会儿,小红包不见了,不痛也不痒了。

"太爷,这是什么药?"我好奇地问。

太爷神秘地说:"这可是咱们家的家传秘方,你知道后可别告诉别人。"

见我点头,太爷继续说:"这是用清明节后抓的活蜈蚣,加上雄黄,用烧酒泡一周后配制的雄黄蜈蚣酒。这东西效果好着呢。咱们山里毒蚊子多,经常会被叮上,有了这药就不怕了,只要把这药抹上一点,很快就好了。蜜蜂蜇了也有效。去年上山采药,被毒蛇咬伤后,要不是及时抹上这药,现在你太爷就埋土里喽!"

我接过小药瓶,摇了摇,看不出里面的神奇来,但我相信太爷的话。上个月弟弟被红蚂蚁咬伤后,又痒又痛,还起了不少小红包,太爷也是用的这个药,治好了弟弟的伤。

"蜈蚣一定要活的才有效吗?"

"晒干的蜈蚣也有效,但起效稍慢些,蜈蚣要大的,越大越好,一斤烧酒五条蜈蚣就好了,雄黄细粉一小包就可以了,如果加上点薄荷叶进去,效果会更好。不过咱们这里不产薄荷,镇上药房买的薄荷没啥力道,还不如不放。"

"记住没有？"

"记住了!"我在前面一边跑一边念道："蜈蚣五条，烧酒一斤，雄黄少许，泡泡就行……"

"还有薄荷……"太爷怕我忘记。

其实我老爸给我买过薄荷糖，凉凉的，甜甜的，不太好吃，难道薄荷就是凉的？反正咱们家山上没有，记了也白记，记住薄荷糖就行了。

前面拐弯处有一棵桑树，去年太爷带我上山时还吃过桑椹。

当时太爷说桑树一身都是宝，桑叶清肝火、肺火，桑椹可以补血补肾，桑枝可以治疗臂膀疼痛，就连土里的桑树根的皮还可以止咳。

我一边念着太爷说过的话，一边看树上还有没有桑椹。太爷走过来放下背篓，开始捡地上的桑叶。

"山里风大，才入秋，桑叶都吹落了，下霜后从树上摘的桑叶药效才好。"太爷念叨着。

"为什么？"

"因为霜桑叶药劲足!"

"既然桑树一身都是药，为啥不在屋前屋后栽上桑树呢？"

太爷看了看我，没想到我还有这种想法，随即解释道："老太爷懂得风水，曾经讲过，屋前屋后栽桑树不吉利，桑与丧同音。"

怕我听不明白，继续说："农村死了人，称为办丧事，因为桑树和丧事音相同，所以一般屋前屋后不栽桑树。"

虽然那时我还没上学，但太爷从我3岁就开始教我识字，所以还是明白他说的话。

"这桑叶又叫神仙叶，除了清肝火、肺火，还能止咳，但得用蜂蜜炒后效果才好；身体肥胖的人，长期煎水喝还可以变瘦呢!"

太爷怕我记不住，就没再继续说下去，但我知道，他经常用桑叶给人治病。

捡完地上的桑叶，我指着树上的桑叶问为什么不摘了，太爷说："先留着，等下了霜咱们来摘霜桑叶。"

跟着老黄牛在山里不紧不慢地转，太爷给我讲了好多药材的功效、味道、采集时间。可惜年幼的我一时也不能全记下来，最后还有些烦了。

眼看近中午了，肚子也饿了，便催太爷准备回家，于是我们便牵上老黄牛往回走，此时太爷还不忘用柴刀砍了几支柏树枝带上。

"太爷，上次你不带了一捆吗？家里引火柴够了！"我们农村喜欢用柏树枝作引火柴。

太爷笑了笑说："这不是作引火柴用的。你爷爷患有风湿，每年这个时候都要发作，上次那捆他已经煎水熏洗完了，这两天就没见他喊膝盖痛了。"

"爷爷患有老寒腿的事爸爸跟我说过，用这带刺的柏树枝熏洗有效吗？"

"你想想看，这几天你爷爷腿脚是不是利索了不少？"想想也是，很少抱我的爷爷，今天早上还抱我转了个圈呢。

玩了一上午的我有些困意，回到家，吃完饭就睡午觉了。

一觉醒来已是下午四点，太爷下午一个人进山了。

看看屋后的大山，想着太爷一个人在山里采药，真想进山找太爷。可妈妈说山里很危险，一个小孩子就别进山了，到外面找弟弟玩去。

夜色慢慢降临，村头又响起太爷的呼唤声，我们四五个小家伙才恋恋不舍地分头回家。

刚进门，我就看见家里堂屋的神桌上放着一个大玻璃瓶，里面有一条很大的蛇。这蛇看起来虽然没毒，但也怪吓人的。我和村里的几个小伙伴就曾经看到过它偷鸡吃。

太爷指着瓶里的蛇对我说："这是乌梢蛇，今天下午捉的，用它泡上药酒，治疗风湿效果很好。咱们农村风湿病人多，泡上药酒，平时喝点，不仅可以治疗风湿，还可以预防风湿！"

我一边听太爷说，一边摆弄着瓶子，心想："这么丑的蛇，想不到还是很好的药材，能治疗风湿，真奇怪啊！"

在我幼年的心灵深处，太爷总能让普通的药材给我带来许多遐想，每当我接触这些活生生的药材时，我总会为它们为什么有这样那样的功效而惊诧……

三、童年的回忆（下）

　　每天吃晚饭，是全家人在一起团聚的时间。家里人多，年幼的我每次总坐在太爷身边，这样太爷就可以给我多夹一些菜，因为人多，桌子大，没有靠山可不行！

　　有天晚上，菜上齐了，年轻的各自去盛米饭，男的准备喝点小酒。正准备开始吃，村尾的曹爷爷抱着孙女琳琳过来。

　　琳琳圆圆的脸很可爱，可今天怎么满脸通红？我还以为她害怕呢，忙走过去说："别怕，我太爷不会用针扎你的。"

　　曹爷爷对太爷说："琳琳前天吃了两个糯米团子，昨天一天没吃东西，今天开始发烧，她奶奶给他煮了五谷茶，喝了也不管用，实在没办法就过来麻烦余叔你了！"

　　老家的五谷茶是用稻谷、小麦炒焦，加上鸡内金、艾叶、茶叶煮水喝，用于小孩子停食的治疗，效果不错。但那玩意不仅苦，还有煳味，很难喝。

　　太爷听完后，从药柜里抓了一小把炒过的牵牛子，研成粉后交给曹爷爷，嘱咐他回家后拌上红糖给琳琳吃。

　　这个我以前也吃过，拌上红糖后香甜味，好吃！就是吃完后会拉肚子。

　　看到太爷给琳琳吃牵牛子粉，我笑着说："琳琳，今晚你会拉肚子的，别拉在床上！"

　　琳琳要打我，曹爷爷拦住说："拉就好，拉就好，不拉停在里面会坏事的！"

　　看我们正准备吃饭，曹爷爷道了谢后就走了。后来听曹爷爷说，琳琳晚上拉了两次大便，烧就退了，第二天开始吃饭了。

　　太爷看病从来不收钱，他说都是乡里乡亲的，药材是自己在山上采的，也不花什么本钱。碰上病人家里条件好的，病好了，病人就给太爷提上两斤酒、两斤好烟叶。

　　太爷不抽纸烟，说纸烟没劲，还是旱烟好，自己也种过旱烟，而且长得也很好。太爷喜欢把好东西送给朋友尝尝，所以每年都种烟，每年都送烟，每年也收到不少病人送给他的烟叶。

烟抽多了，痰也就多了。每天早上起来，太爷总要咳上几口黄痰。

我爷爷很不喜欢太爷抽烟的习惯，更不喜欢他吐痰。最后太爷从大山阴沟里采了很多鱼腥草，阴干后每天泡茶喝，慢慢地太爷就很少咳痰了，但抽烟还是多，这也是他95岁那年几次发病的原因。

山里人上山干活，经常会碰伤，岔气的事情经常发生，而每次出现岔气，他们总是找到我太爷，然后说："老爷子，把你的止痛烟给我抽口，我又岔气了。"

太爷总是笑笑，从怀中取出一包早已配好的药粉，掺上烟丝，放在旱烟锅里点着。病人深吸几口后，就会打嗝和放屁，只要气一通，岔气就好了，第二天就能上山干活了。

这种办法起效很快，也只有太爷知道配方。在我的几次询问下，太爷才神秘地告诉我，家里每年都会种些小茴香，在秋天收获后，把茴香籽研成细粉，用塑料袋装好，遇到岔气的病人，配上烟丝，吸几口就好了。

小茴香家里每年都种，但治疗岔气我还是第一次听太爷说。

记得去年我肚子受凉，连续两天小肚子痛，老爸煮姜水给我喝，喝了还是隐隐作痛。太爷听说后，用小茴香的苗切碎后，拌上鸡蛋炒了一小碗给我吃，可真香，不过也太香了，吃到最后有些腻，吃完后就不痛了。

太爷给我讲，小茴香苗和茴香籽都能散小肚子的寒。我就一直记着，没想到它还能治疗岔气。

我继续问太爷："小茴香还可以治疗什么病？"

太爷看我对小茴香很感兴趣，就接着说："小茴香主要是温暖小肚子，凡是小肚子发胀、发凉、疼痛都可以用。还记得前几天你二婶不是叫唤小肚子胀吗，隔一会儿就想上厕所，可又没尿，后来用小茴香煮水喝就好了。"

30年后的今天，当我再次遇到这类病人，B超检查提示盆腔少量积液，采用太爷当年的办法就有很好的疗效。

病人往往是先有气郁在小腹，后有少量积液形成，30克小茴香煎水后一次喝下，连续放上几个响屁，病情当天就缓解了。

随着天气变冷，上山采药少了。但太爷却利用冬天的时间，一边看病人，一边给我讲解药物的用途，帮我熟悉药材。

有天上午讲到白果，这种药材村头就有，我们农村叫银杏树，结的果实沉甸甸的，称作银杏果。

太爷说："白果仁能止咳，能止白带，治疗妇科病，还能补肾。"并说补肾是通过金水相生来达到的，可惜当时我不明白金水相生的意义。

还谈到白果有小毒，一般大人一天服用不要超过 30 粒。如果中毒了，用白果壳煎水喝就可以解毒了。

这些话当时听起来很琐碎，但没过三天就得到了验证。

村里张叔家有棵白果树，结了很多白果，张叔的老婆正好长年咳嗽。听我太爷说可以用白果止咳，就煮了不少给他老婆吃，结果他儿子园涛乘张叔不在家，偷吃了不少白果，中毒了，出现恶心呕吐、腹痛腹泻等症状，赶忙来找我太爷治疗。

可太爷正好出远门看病人去了，我问清情况后让张叔用白果壳煎水解毒，效果还真不错，很快就解毒了。

太爷回来后，听完我的汇报，高兴地直夸我，看来咱们家中医有传人了！

邻居奶奶经常头疼，在太爷手中看了几年也是时好时坏，问题的关键是她每天都要吃辣椒，没辣椒就吃不下饭。她头疼，搞得太爷也头疼。

看不好病人的病，医生很是头疼，这也是这些年我经历过的感觉。

在太爷没有良方时，我的一句话改变了现状。我说："要是奶奶每天能闻闻药味，那吃点辣椒也就不怕了！"

太爷看着我，突然笑了起来，不停唠叨，有办法了，有办法了……

后来才知道，太爷用秋天采的野菊花给邻居奶奶做了个菊花枕。从那以后，邻居奶奶就没再上火了。以后每年她自己都做几个菊花枕，一个自己用，其余的就送人。

自从这件事以后，太爷就认定我是一块学中医的料，也就爽快地把家传秘方教给我了。

在太爷看来，选择中医的传人宁缺毋滥，这也是太爷不传授给爷爷和几个叔伯的原因。

爷爷好赌成性，让太爷失去培养他的信心，几个叔伯对学医基本没兴趣，所以太爷只得从我这辈人中寻找接班人。

如果一个人的品德不行，是不适合学医的，否则很可能救人不成，反而害人，造成许多后患。

另外学医必须有较强的悟性，没有悟性的人学习中医，不能将中医的发展向前推进，只能使其退步。

太爷最后看中我，主要是看到了我心地善良和领悟力强！

现在想想读大学时，很多成绩很好的同学，毕业后却失去了对中医的兴趣，改行从事西医或者其他行业。读书时的成绩靠的是死记硬背，装在脑海中没能灵活运用，最终成了一锅烂粥，放弃中医是迟早的事。

想想太爷当初的顾虑，再看看现在中医学院的招生和中医的现状，我才感到中医的传授选对人是何等的重要！

中医的培养是一个循序渐进的过程。按照太爷的计划，首先是传授常见药物的识别及单味药的特殊功效，培养我对中医的浓厚兴趣。

此期间我会问很多问题。然后太爷再开始传授中医理论，同时传授脉法，并逐步解开我的疑问。

再带我上临床，传授一些经典方剂，通过对经典方剂的运用，提高自己对疾病、对人体的认识。这过程中我会因为有些病人疗效不好而产生新的疑问，借此机会太爷再传授家传秘方，弥补传统方剂的不足。

而大学里的课程就不一样了，先学习中医基础理论，然后再是中药学、方剂学，然后生理、病理……最后是上临床实习。往往大学第一年就因阴阳五行搞得一头雾水，失去了对中医的兴趣，接下来只能按部就班向脑子里塞东西，到大学毕业时才慢慢理清头绪，可惜已经晚了。

自从太爷给我讲了白果以后，我就一直有个疑惑，为什么一个白果，外面的壳能解里面的毒？

当我问太爷时，他说："这是阴阳的对立统一！"太爷的回答更让我摸不着头脑。阴阳是什么？为什么阴阳对立又要统一呢？

四、太爷教我学阴阳

由于我还小，太爷只能由浅入深地谈论阴阳！

"世间的万事万物有很多，每个事物都有自己的特性，如何来认识这些事物，古代人发明了一种很简单的办法，就是分阴阳。正如人的性别可以分为男人和女人，人的身高可以分为高个子和矮个子，天气可以分为晴天和阴天，我们对气温的感觉，可以分为热和冷。这些都是按照阴阳来划分的，男人、高个子、晴天、热属阳；女人、矮个子、阴天、冷属阴。"

"这好懂，但是矮个子男人又属什么？高个子女人又属啥？"我疑惑地问道："男人属阳，矮个子属阴，那矮个子男人难道就是阴阳人了？"

太爷听到我问这个问题，非常高兴，认为我对阴阳的理解还是很有悟性的。接着就给我解释："男人属阳，男人中再按照高矮来分，矮个子就属于阴，综合来讲矮个子男人就属于阳中之阴了！"

"哦，我还以为算阴阳人呢！"

"阴阳本身是对立的，但没有阴就无法谈阳，没有阳也无法谈阴，正因为阴阳的存在、阴阳的变化，才使世界有了变化，有了相互制约，在制约中发展、成熟……"

"哦，我明白了！夏天很热，属阳；冬天很冷，属阴。"我应和道。

"是的。没有夏天的炎热，就没有植物的旺盛生长；没有冬天的寒冷，植物第二年春天就不能健康成长。"

"对了，前年冬天很暖和，结果去年春天庄稼都生病了，人也生病了。"我随着太爷的话说。

"白果壳属阳，白果仁属阴，两者的统一，就是一个完美的果实。"太爷笑眯眯地看着我。

"还有其他药物有这样的统一吗？"我追问道。

"有，还很多！比如：生姜的姜皮是凉性的，姜肉是温性的；麻黄发汗，麻黄根止汗；吃发芽马铃薯中毒，用土豆秧煎服可解……"

太爷说得我一愣一愣的，事物真的这么奇妙吗？

太爷接着说："在人体心属火、肾属水，水火本身相克。但因为有了水，所以火就不会太旺；有了火，水就不会太寒。"

"太复杂了！"听太爷娓娓道来，我心里暗暗地想。但随着太爷的讲述，阴阳的理论在我心里慢慢明朗化，逐渐清晰起来，虽然这个体系对于年幼的我来说实在有些复杂。

太爷继续讲："在特定的情况下阴阳是可以转化的，阴可以转阳，阳也可以转阴。"

"是不是冬天到夏天是阴转阳，夏天到冬天是阳转阴？"我好奇地问道。

"对！对！对！"太爷兴奋地回答道："阴阳在相互转化的同时也是可以相互制约的，我们往往利用阴阳的相互转化和相互制约来调整机体的平衡，这也是我们治病的基础。如果是阳病就得用阴药，而阴病就得用阳药。比如身上长脓包，如果发红、发热……"

"我知道了，发热、发红属阳，就用阴药，而寒性属阴，用寒性药就可以治疗阳性长包了。"我抢着问。

"太对了！"太爷兴奋地看着我，仿佛看到了自己医术传承的希望。

他继续问道："那如果长包不发热，也不发红呢？"

"那就用阳药，用温性药物呗，太简单了！"我觉得这真是一个好玩的游戏。

慢慢地，我认识到治疗疾病并不是单单记住什么药治疗什么病，应该很复杂，但似乎又很简单……

一时间，我也不知如何表述，只是知道太爷已经把我领入了一片神秘的宝地，好多好多好东西，我得用心去领悟！

我也明白了为什么我去年春天长包，太爷用的是蒲公英煮水给我喝，而弟弟秋天长包，太爷却用菊花煎水给他喝。一样是长包，都有红肿，虽然药物不一样，但都是采用凉性的药物，用的是属阴的药，所以病都治好了。

太好了！看来学习救人的本事也有窍门，不是很死板的。

通过对太爷所说阴阳的理解，也明白了为什么太爷遇到一些小病，在屋前屋后随手采上几味药就能把病人治好，我想这里面就运用了"阴"和"阳"的相互制约。

太爷对阴阳的认识很深刻，他认为治疗疾病首先得分阴阳，这是第一步。这步搞不清楚，按照土话说，就容易把药下反，会加重病情，甚至会死人。

所以在阴阳的分辨上，太爷总是时刻训练我。经常是太爷说阳，我说阴，好比对对联。

"天为阳！""地为阴！"

"头为阳！""脚为阴！"

"火为阳！""水为阴！"

"外为阳！""内为阴！"

"气为阳！""血为阴！"

"六腑为阳！""五脏为阴！"

"右手为阳！""左手为阴！"

"上眼皮为阳！""下眼皮为阴！"

"上嘴唇为阳！""下嘴唇为阴！"

"上升为阳！""下降为阴！"

……

就这样反复地对对联，反复地练习，太爷将阴阳的观念深深种植在我的脑海中。但是随着太爷训练的深入，我又产生了新的疑问。

有一天，我将困惑了很久的疑问提出来："太爷，如果上为阳、下为阴，上升为阳、下降为阴，那么上面的阳气越来越多，下面的阴气越来越重，阴阳之间的距离越来越远，不就形成阴阳离决了吗？您不是说阴阳离决人就会死吗？"

我的一句话一下子把太爷问住了。在他看来，教我学阴阳的目的只是为了辨析人体阴阳的特点，为以后学医打下基础，没想到我会想到这一层。

在接下来的几天里，太爷一连给我讲了几个例子，帮我理解阴阳的转换。

那天中午，太爷指着太阳照射后灼热的大地，对我说："地上的水是属阴的，在太阳的照耀下变成水气上升，水气就属阳，水气不断上升，在天上变成

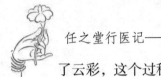

了云彩，这个过程就是由阴转阳，阳气上升的过程。"

"是啊！阳气上升到天上变为云，地上的水为阴，这样不是阴阳分离，越来越远了吗？"

"对！对！我以前不是告诉过你，阴阳是相对的，有上才有下，你再看，当云彩汇集，乌云盖顶时，云就会变成雨下降到地面上，这是阳转阴，阴气下降的过程。云在上，水在下为阴阳对立，水气上升，雨水下降是阴阳转换啊！"太爷意味深长地说。

"我明白了，那万一云彩跑到老高，不能汇集，不变成雨了呢？"

"阴阳之间有一股力量，它们会相互吸引，不会跑得老高的！"太爷笑道。

为了进一步说明阴阳之间的吸引，第二天，太爷拉着我去钓鱼。

长长的钓鱼线中部有个浮标，下面系着沉子和鱼钩，太爷把蚯蚓挂在鱼钩上，然后一甩鱼竿，鱼钩落在水塘中央。

太爷指着水中的浮标对我讲："浮标向上浮，我们假设为阳，沉子向下沉，我们假设为阴。它们两个一个向上，一个向下。当力量相当时，浮标就会直立在水面上。如果沉子太重，浮标就会被拉到水里；如果沉子太轻了，浮标就会平躺在水面上。"

"这个我明白，我上次钓鱼时，沉子太重了，就把浮标拖到水里了。"我附和道。

"在我们人体也是一样的，上为阳，下为阴，阴阳之间有一种无形的力量牵引着，形成一种平衡，医学上称为阴能涵阳。如果下面阴气不足，阳气……"

"阳气就会上窜？升得太过？"我接过话头来说。

"对，非常正确！这样病人就会头脑发胀，头痛！"

"如果阳气上升太多，憋在脑袋里，会不会像气球一样爆炸呢？"我笑道。

"是的，人也会爆炸的！"太爷严肃地说。

"人也会爆炸？"我问道。

"是啊，人体阳气上升太过，脑袋中的血管就会胀破，这就是中风了。就好像吹气球，使劲地吹，就会爆炸的。"

"你说人在中风之前应该咋办？"太爷试探着问我。

我一时不知如何回答。太爷以前也没有教过我该怎么治啊！看着水中的浮标，我想浮标漂得太过，不就是因为沉子太小了吗？

于是我小声地说："那就加个沉子试试！"

"嗯，不错！"太爷满意地点点头，然后感叹道："是啊，中风发作前，是要给病人加个'沉子'啊！"

"鱼咬钩了！"我惊呼道。太爷立即扯起鱼竿，鱼钩上挂着一条小小的鲫鱼。

太爷一边取鱼下钩，一边问我："刚才看到浮标下沉没有？"

"看到了啊，下沉了才说明鱼咬钩啊。"

"那我们没有加沉子，浮标为什么会下沉呢？"

"有鱼在下面咬钩，在往下扯啊！"

"这就对了，中风发作前，除了考虑给病人加'沉子'，难道就不能向下扯阳气吗？就像这鱼扯钩一样。"太爷反问道。我沉思起来。

钓鱼这个好玩的游戏，太爷硬是要同中风扯在一起。不过，既然鱼咬钩能使浮标下沉，人体阳气上升太过时，除了加"沉子"，应该有其他办法。

太爷看着我不出声，接着说："加'沉子'就是补养阴分，阴分足了，阳气自然受到牵拉，不会上升太过，这是治本，得一段时间才能见效。最快的办法是引气下行。拉动上面的阳气向下运行，就好像鱼咬钩，向下拉浮标一样。"

太爷没有继续往下说，毕竟我还小，能够明白阴阳之间的吸引力已经不容易了。

这是我第一次听太爷讲中风。太爷通过钓鱼，通过谈阴阳之间的吸引，给我阐释中风发作前的治疗。

如今在临床上，碰到病人血压升高，两侧太阳穴发胀，头痛，脉象显示气血并走于上，我就会想起太爷当时教我钓鱼时的场景，我便会用牛膝、钩藤、赭石这类药物，引领气血下行，病人症状很快能缓解。然后再用上龟甲、磁石、天麻、何首乌等滋阴药物，益阴涵阳，从根本上解决虚阳上越的问题。

从小太爷就将阴阳植根在我的脑海中，培养我站在阴阳的角度看待事物的习惯。现在每当给病人看病、切脉、开方时，阴阳辨证总是清晰地指引着我，可以说，如果不明白是阴虚还是阳虚，是阴盛还是阳盛，我还真不知道如何开处方。只有脑海中分清了各脏腑阴阳虚实情况，下药才能立竿见影。

分清了阴阳，但如何确定各脏腑的阴阳虚实，成了我的最大疑问。

当时我已经满 7 岁，太爷也发现了这个问题。下一步是教我望诊还是切诊，太爷犹豫了很长时间，最终决定教我切诊。

因为切诊非常重要，需要长时间的练习，这也是太爷医学知识中总结最多的一部分。现在的太爷已是八九十岁的老人了，如果有生之年不能将最重要的东西传授给我，将是一件很遗憾的事。

于是太爷开始培养我的切诊功夫……

五、太爷教我学诊脉（上）

现在想来，当年为了教我学习诊脉，太爷的确花了很多心思。

教一个只有 7 岁的孩子，了解什么是脉象以及背后的含义已经很难了，还要把相对比较细微的脉象变化体会出来，我实在想不出比太爷更高明的教法了。

有天早上，太爷把我带到了院子里，院子的角落有一个大木盆，里面居然有许多泥鳅，几百条吧。

太爷拿出一个木桶，让我把那些泥鳅从盆里抓起来后放到桶里。真是一个好玩的游戏，当时我是这样想的，很容易啊！我伸手便抓，泥鳅滑溜无比，忙乎了半天，除了溅了一身水外，我一无所获。

我困窘地看着太爷，太爷微笑着捋了捋胡子，缓缓道来："东娃子，抓泥鳅可不是你想的那么简单哦，抓泥鳅下手要轻，不要让泥鳅感觉到你在抓它，泥鳅可是很滑的，当你的手轻轻地碰到泥鳅后，双手慢慢合拢，快快地抓起来，你要注意轻、慢、快三个字。"

太爷说起来很简单，但我做起来可就有些难了。在太爷的悉心指导下，我终于找到了感觉。接下来的一整天，我将所有的泥鳅全部抓到了桶里。

看着我的成绩和沾满泥水却高高仰起的骄傲的小脸，太爷开心地笑了。但让我郁闷的是，太爷在表扬我之后，顺手将桶里的泥鳅又倒回了盆里。

　　我忍不住抗议了："干吗又倒回盆里，抓得很辛苦！"

　　没想到太爷却板着脸，严厉地说："这可不是游戏，明天放学后再抓一遍，记住明天不能再抓这么慢了！"

　　"抓就抓，谁怕谁呀！"我有些委屈，赌气说道。

　　"东娃子，你要知道学医是很辛苦的，你是太爷的希望，你一定要更努力才行。太爷我老了，怕等不了那么久了……"太爷摸着我的头，喃喃地说，目光看着很远的地方，不知道是在安慰我，还是在自言自语。

　　我只知道那语气里带着几分我所不理解的苍凉，而我的委屈也很快就消散了，谁让我和太爷最亲。

　　第二天老师有事，只上了半天课就放学了，回家一放下书包，我就到后院去抓泥鳅，成绩有所上升，从放学到天黑，我终于抓完了所有的泥鳅。照例是一身泥水，被妈妈骂了一通，但也得到了太爷的表扬。

　　第三天一切照旧，但我毕竟是个孩子，连续抓了三天，再好玩的游戏也玩腻了。太没意思了，每天手都在水里泡着，泡得手都肿了，我罢工不干了。

　　太爷用尽办法劝我也没有用。太爷语重心长地对我说："东娃子，抓泥鳅是为了练习你的感觉，给病人切脉也需要感觉，只有感觉到位后，才能体会到脉象的变化，这样切脉才能得心应手。你如果想学医，就一定要有耐心！"

　　我却一口咬定自己已经抓得很好了，不会有人比我抓得更好，我可以学其他的了。

　　太爷好笑地看着我说："我们打个赌好吗？我俩来比比谁抓得快，如果你比太爷抓得快，太爷就教你其他的东西，但如果太爷比你抓得快，你就得乖乖地抓一个月的泥鳅，不许要赖！"

　　我说："好，比就比，但太爷你输了，不光要教我其他的东西，还要给我买糖吃！"小时候我是个很馋嘴的孩子，但是那个时代的孩子有谁不馋呢！

　　比赛的结果不言而喻，我惨败，我沮丧极了，也有些不服气。

　　太爷说："来来来，太爷抓给你看看，你就知道你比太爷差的原因了。"

只见太爷慢慢地把手伸进水里，缓缓地接近泥鳅，但很快便把泥鳅捧到手中。而那些泥鳅躺在他的大手里，一动不动，很舒服的样子，一次能抓两三条，就这样一盆泥鳅很快被抓完了。

我这才真正掌握了抓泥鳅的要诀：轻、慢、快。而这一切的把握都要靠手的感觉。

在接下来的时间里，虽然时有怨言，但我总是被太爷揪住在课余时间练习着捉泥鳅。

快入冬的水有些凉意了，每次捉完泥鳅，手都被冻得通红，每次太爷看着我冻红的小手，都很心疼地帮我暖热，但从来不准我放弃。

不知道为什么，我总觉得太爷心里好像有很多话要对我说，他却很少说，他常常看着我，但目光却好像穿过我停在很远的地方……

功夫不负有心人，通过一个月的努力，我抓泥鳅的速度终于能够和太爷一比了。

在一个天气晴朗的下午，在太爷的要求下，我在全家人面前表演了抓泥鳅，赢得了大家的掌声和表扬。大家笑着说："看来咱们家以后不缺泥鳅吃了。"

我却苦着脸说："天气太冷了，我再也不抓泥鳅了！"

大人盼种田，娃娃盼过年！每年最快乐的时光总是来得迟，而去得快！

盼啊盼，终于盼到快过年了，鞭炮、龙船、糖果、年糕、新衣服……

太多的诱惑，一想到心就痒痒的。过年喽！不，只是快过年喽！

和往年一样，每当快过年的时候，我就心情激动得像要飞上天，每天盯着日历过日子，但唯一的例外是今年我要随着太爷一起给人看病。

临近过年，通常是病人最多的时候，忙了一年，闲下来，身体的不舒服就显出来了，同时在外乡揽工的也回来过春节了，人多了，病也多了。

春节前后的一个多月，其他小伙伴在稻场上疯闹、嬉戏、放鞭炮，而我却每天都得陪太爷给人看病，心痒无比，恨不得身分两边。

太爷看出了我的心思，就许诺说，等看完病人，就给我买最棒的冲天炮，我的心才收回来。

春节期间，我和太爷看了好多病人，其中有几个给我留下了很深的印象。

曹叔吃鱼时，不小心被鱼刺卡在喉咙里，在家吞了饭团，喝了醋都没有效果，只好来找太爷。

太爷从药柜里抓了一把威灵仙，倒了半瓶醋，加了半碗水，放在炉子上煮了十来分钟，过滤晾温后，让曹叔慢慢地喝下去，不一会曹叔就感觉好多了。

我在旁边看着，觉得很神奇。

太爷对我说："鱼刺卡喉一碗醋，灵仙一把立能舒。"

到今天，我治疗鱼刺卡喉仍用这个单方，效果真的很好。

第二个病人是个外乡揽活的小伙子，是个外村人，我并不认识。小伙子一见到太爷就忙着脱裤子。我觉得这人真不知羞，外面还有好多村里的大婶呢。

太爷说："别急，小伙子，来里屋吧！"

小伙子跟我们一起到了里屋，脱下裤子，只见他的大腿内侧抓得血淋淋的。小伙子说："在外面揽活不容易，染上病了又没有钱治，结果就成这样了。"

太爷仔细地看了看，然后问："这病晚上睡暖和了，痒得更厉害，是吧？"小伙子连连点头。

太爷说，这是疥疮。随后包了一包硫黄，写了个方子：苦参一两，黄柏一两，蛇床子一两，三剂，煎水外洗。并交代小伙子，将每剂药煎成半盆水，放入硫黄粉洗澡，并叮嘱他要把换下来的衣服用开水烫过后曝晒。

过了几天，小伙子又来了，提了两瓶酒，说是要感谢太爷治好了他的病。

太爷谢绝了他的酒，对他说："在外揽活，日子过得艰难，过年了还是早点回家去！平时床单、被子及换下的衣裤要曝晒，免得再传染疥虫。"

我二叔非常喜欢喝酒，酒量却不行，每年过年都要闹酒，每次都醉得不省人事，最后总要靠太爷善后，把他弄醒。大家都想知道要用什么药解酒，但是太爷从来秘而不宣，今年我可要抓紧时机，看看太爷用的是啥药。

喝年酒时二叔又是闹得最凶的，也是醉得最快的。还没等大家吃完，他已经躺在桌子底下了，我就叫太爷过来。

太爷看着这个让他头痛的孙子，无可奈何地摇了摇头，然后到柜子里拿了个小盒子过来，抓了一把里面的东西，外加一把葛花，煮水给二叔灌下去，不到晚上，二叔就醒了，又开始闹着喝酒。

我悄悄地问："太爷，小盒子里是什么药？"

太爷神秘地对我说："东娃子，千万不要告诉你二叔，免得他以后喝酒更没有节制。其实这也不是什么稀奇药。"

原来家里后院种了一颗拐枣树，每年太爷就把拐枣树的种子收起来，放在小盒子里，以备不时之需。

太爷告诉我，拐枣籽又名枳椇子，是解酒的好药，配上葛花，解酒尤佳。这个方法简单有效，我一直用到现在。

拉肚子是春节最常见的病，一般的都是在家里吃点止泻药就行了。但张叔的小儿子拉肚子却不一样，自己吃了止泻药，不拉肚子了，却出现肚子痛。折腾了几天，实在受不了，就来找太爷了。

太爷摸了摸他的手心，我也跟着摸了摸，烫得很！

太爷又问："是不是拉肚子的时候屁眼热辣辣的。"他点了点头。

太爷说："你这是春节好的吃多了，辣的吃多了，拉肚子是正常现象，是在排体内的热毒，不拉才会出大问题！"

太爷给他包了两块大黄，让他泡水喝。

病人走了，我很奇怪地问太爷："为什么拉肚子还要吃大黄，不是越拉越厉害吗？"

太爷说："这就叫作'通因通用'。病人因为肠道热毒过盛引起拉肚子，用大黄通下，帮他将热毒清干净，病自然就好了。"我还是似懂非懂。

太爷接着说："阳病用阴药，热病用凉药。这中间的关键是分清楚病人是不是热病、阳病！只要确定了，就可以用，治病要从根本入手，不要被表面现象所迷惑……"

太爷的这番话直到今天，我仍然在思索。是的，每一个医生一生所做的就是为了找出疾病的本质并治疗它。

春节很快过去了，我记住的除了鞭炮、热闹以外的东西，那就是病例，还有太爷手书的一副对联：

上联：青山采药锄岁月；

下联：河水熬汤炼春秋。

横批：医药人家。

我看到了太爷的骄傲和希望……

六、太爷教我学诊脉（中）

练习了一个冬天的抓泥鳅，虽然小有所成，手指的灵活性和敏感度大大增加了，但要找到脉行的感觉，仍然不是一件容易的事情。

太爷日思夜想，居然想到一个从没有用过的办法——放风筝。

山里风大，不容易找到风势平稳的地方，每次放风筝都要跑到后山去。山顶上风虽然很大，但是风势比较平稳，所以很适合放风筝。

每当风筝放到 20 米以上后，太爷便将一个圆形的硬纸片穿在线上，纸片沿着线在风中向风筝追去，而太爷让我将食指、中指、无名指三指切在绷紧的风筝线上，体会从指上传来的那种时有时无、时快时慢、时滑时涩的感觉。

太爷在风筝线上打了一些小结，之间的距离有一定的规律，纸片每通过一个小结就会有轻微的振动，这种感觉会随着风筝飞的高度而减弱，当风筝升得很高时，纸片通过小结时的振动就完全感觉不到了。

太爷就让我细心感觉，时放线，时收线，在不同的距离体会这种振动的感觉。纸片的数目也不是一成不变的，有时是一张，有时是两张，这样感觉又不一样，如同小鸟在半空歌唱，通过细线将它们的歌声传到我的指尖。

风小时振动会慢，风大时好像它们在吵架一样，互不相让，你还未罢，它又起；它方起时，你又来……

在这种错综复杂的情况下，只有当你的心很静时，才能体会到几张纸片的不同振动，从一张纸片开始练起，一直到同时放上五张不同大小的纸片，它们停在风筝线上的不同位置，当五种振动同时传来，要细分开来，很不容易。

一个春天的练习，我已经有一定的感觉。太爷放上纸片后，让我背着风筝用手指切线，询问我有几张纸片，第几张最大，我都能够一一作答了。

也许正是因为这种特别的练习，使我现在对切脉有一种特别的情愫，一种包含着情感的脉搏跳动，让你能从中感觉到病人的喜、怒、哀、乐。

练习完放风筝，太爷才拿出他珍藏的《诊脉心法》。这是一本关于如何练习切脉和脉学理论方面的手抄本。

书皮已经发黄发暗，还得从右向左竖着看，而且大多是繁体字，对于不满8岁的我来说，的确难度很大，但我还勉强认得第一页上的几行字：

凡心浮气躁者，不可与之言脉巧！

凡资质愚钝者，不可与之言脉深！

凡眼见为实者，不可与之言脉理！

凡不求甚解者，不可与之言脉奥！

"我能学得好吗？"我有些心虚了。

太爷说："我年纪大了，说不准哪天就走了，这本书你好好看，不认识的字我会教你的！"

看着太爷很郑重的样子，我知道这本书的分量有多重了。

太爷接着说，这本书是祖辈留下来的，保存下来不容易，他按照书上写的练习过，可惜资质有限，加上还要务农，手上经常起老茧，所以脉法的修炼比老太爷差很多，看看我能否超过老太爷了。

为了让我尽快开始学习，太爷将书中内容逐步转成简体字，我也就有机会学习了。

脉法修炼最关键的是练习手指的敏感度，书中记载的脉法练习分五步，达三步者，再学习临床诊脉则非常容易。

五步概括为"金""革""羽""水""气"。

"金"法：用食指、中指、无名指贴在金属表面，做切脉状，细心体会手指血管搏动的感觉。

此为第一步，很容易体会到。此步重点是凝神静气地修炼。达到纯熟后，切脉容易入静，纵有百人在身边吵闹，都能入静切脉。

"革"法：用食指、中指、无名指贴在柔软的皮革上，做切脉状，细心体会手指血管搏动的感觉。

此为第二步，有些难度，但如果修炼到位后，基本没有摸不到的脉象。

"羽"法：用食指、中指、无名指贴在羽毛上，做切脉状，细心体会手指血管搏动的感觉。

此为第三步，难度颇大，能修炼到此，则习脉可入高手境地。

"水"法：用食指、中指、无名指贴在水面上，做切脉状，细心体会手指血管搏动的感觉。

此为第四步，难度颇大，能修炼到此的人很少，关键是手指要保养好，才有成功的可能。

"气"法：用食指、中指、无名指自然做切脉状，感受空气的波动，细心体会手指血管搏动的感觉。

此为第五步，难度很大，能修炼到此则可以以脉查遍一切疾病，甚至可以练成悬丝诊脉。

我通过捉泥鳅和放风筝训练后，手指对一些振动敏感了很多，但与书上记载的相差有多大，一时还不知道。

太爷拿来一碗水，让我将食指、中指、无名指贴在水面上，做切脉状，细心体会手指血管搏动的感觉，然后迫不及待地问我："感觉到了没有？"

我一时很茫然，没有任何感觉啊，水又不动，里面又没东西，怎么会有感觉呢？

太爷让我用手指切在桌面上，问有没有感觉，我说："也没有！桌子又没有动，怎么会有感觉？"

太爷一下想明白了，说："你体会手指皮肤下的血管波动感，不是桌子的振动感。"明白后我再切桌面，很清晰的波动感，我点了点头。

太爷再让我切水面，也有明显的波动感。

太爷听完我的描叙后，非常兴奋，他已经有很多年没有这种感觉了。他也想不到放风筝对我的脉法练习有如此大的帮助。

随后太爷让我切空气，在空气中寻找手指尖的波动，非常微弱的感觉，但的确存在，我稍不留神感觉就消失了，只有静下来慢慢体会，才能感受到微弱的搏动。

太爷说："别急，能有现在的成绩，已经非常不错了，以后手指要保养好，不可以伤了手指，打猪草的活以后别干了。你今后还要靠手指来诊病救人的！"

随后的日子里，只要有病人看病，太爷总让我学着给病人切脉，我切完后他再切，然后给我分析脉象及病人的病情。

"脉也分阴阳，就好比去年我们谈论的阴阳，从脉象确定人体脏腑的阴阳盛衰，就能确定病情的本质，才能找到最佳的治疗方法。"太爷一边切脉，一边讲。

"切脉如同看书，看书有目录，脉象也有总纲，八纲脉必须要掌握！"

"那什么是八纲脉呢？"

"浮、沉，迟、数，虚、实，滑、涩。浮、数、实、滑为阳；沉、迟、虚、涩为阴，对吗？"我略分了一下类。

"是的。"太爷接着说："浮沉是从脉位而论，是居于皮肤表层，还是居于里层，即临床上说的轻取还是沉取，切脉时轻轻搭上即可得为浮，重按始得为沉。浮有两层意思：其一，为风邪伤人，浮为风的特性；其二，为脏腑精气外现的标志。浮而有力多为实证，浮而无力、浮而空多为虚证，有时甚至是脱证。"

"沉也有两层意思：其一，主里，指外邪进入人体的部位较深，较里；其二，为脏腑精气被束缚，不得外展的标志。沉而有力多为实证，沉而无力为虚证，虚证反映脏腑的精气处于匮乏状态。"

"迟数是从脉率来讨论，脉率快为数，按呼吸来算，一呼一吸为一息，一息四至为正常，一息五至及以上为数脉，一息三至则为迟脉。数脉主热，脏腑功能处于亢进状态；迟脉主寒，脏腑功能处于抑制或衰退状态。"

"虚实是从脉象有无力道而论，有力为实，无力为虚。"

"滑涩是从脉象的流畅度来论的，流畅太过为滑，流畅不及为涩。滑脉反映体内阴分太过，脉道充盈，经气外束，出现滑利，可见痰饮、水湿、妊娠。涩为阴分不足，脉道充盈不足，经气束缚后，血脉流行不畅，见于血虚、血瘀等。"

这些东西当时听起来非常枯燥，太爷怕我灰心，在遇到病人时，就结合病人的脉象来解释，很快我就明白了八纲脉，毕竟这是纲领性的东西，掌握起来也很容易。

七、太爷教我学诊脉（下）

8岁的我开始给病人号脉了，但许多病人对我的号脉还是心存疑虑的。

有次遇到个高个子病人，寸、关、尺相距太远，我手指太短。无奈之下，只能干脆用中指先切寸脉，再切关脉，最后再切尺脉，看起来颇有几分滑稽。

当着病人的面，太爷没有指责我，等病人走后，太爷告诫我说："做什么事情，首先要摆好姿势，中医有'总按'的说法，一个手指只能取其脉，却不能取其势，而脉势对疾病的诊断是很重要的。"听得我一头雾水。

太爷接着说："脉势是指整体脉象的走势，是向上跃，还是向下沉，或者向内潜，对诊断疾病来说都是很重要的提示。比如许多中风的病人，发病前其脉都有上跃之势，左右手出现上跃之势，则应考虑气血并走于上。当出现这种情况就要引领气血下行，防止出现中风。等脉势平稳后，就要采用育阴潜阳的办法，培补下焦。"

太爷说了许多，有些我已经不记得，只记得太爷的中心意思是如果不是三指同时切脉，就难以把握脉势，就不能正确诊病。但我的手指太短，完全张开三指后就不够灵活，怎么办呢？这个问题当时可愁坏了我和太爷。

太爷思考了很久，最后决定让我学习吹笛子，将手指间距拉开，并锻炼手指头的灵活性。

听说学习吹笛子，我可高兴坏了。听别人吹笛子很好听，可我却怎么也吹不响，即使吹响了，也是曲不成曲，调不成调。

每天放学后，没有病人的时候，太爷就开始手把手教我吹笛子，刚开始学吹笛子的时候，手指分好了，笛孔也按上了，可一吹曲，手指又没法放回到笛孔上了，真是让人头痛！

练习了很久，我才学会了一首"社会主义好"，但是接下来，就顺利很多，慢慢地我的手指变得更灵活了。

直到今天，我给一些高个子的病人切脉时，常常会想起当年太爷教我吹笛子的情形。

"做事先做势，把势不对，永远难成正果。"太爷的教诲总在我耳边回响，也时刻警醒着我。

"病人就诊是生命所托，作为医者，一言一行一举一动都应有标准，只有姿势摆正了，才有可能取得病人的信任。一副吊儿郎当的样子，是没法让病人信服的……"这些话让我终身受益。

"切脉当知部位之所主"，这是《诊脉心法》中的原话，而太爷也对这句话做了最详细的诠释。

"左手寸部浮取为小肠，沉取为心；关部浮取为胆，沉取为肝；尺部为肾阴。右手寸部浮取为大肠，沉取为肺；关部浮取为胃，沉取为脾；尺部为肾阳，也主膀胱……"

古人取寸口而测全身。在太爷所教授的脉法中，将寸口分为五部，左右共十部。也就是说，切脉就是了解这十个点所反映的信息，经过分析归纳后，得到一个整体信息，即人体的健康状况。

现在回忆太爷所传授的五个点比教科书所讲的多两个点，是非常有意义的。一个是寸部向上与大鱼际相交处，另一个则是尺部向下半寸左右，一上一下两点，用于辅助寸关尺来帮助确定脉势。脉势确定了，很多病机就明白了。

"切脉当明切之何物"，这是《诊脉心法》中的原话。30年后的今天，我才明白书中讲的血脉、经络与脉象的关系。

许多人认为切脉切的是桡动脉，这是只知其一，不知其二。如果只是认为所切之脉为动脉，则终身被脉象困扰，也会受西方医学理论影响，对自己切脉结果毫无信心（是啊，仅一根血管的一段，如何能判定全身疾病）。

心主血脉，众所知也。血液的运行依靠心之鼓动，心乃血行之源动力。心之鼓动无力，血行自然缓慢；心力亢盛，血行自然顺畅。此理浅显而自然。

肺主气，众所知也。气的运行依靠肺之开阖，肺乃气行之源动力。肺虚开阖无力，气行自然缓慢；肺之开阖强盛，气行自然顺通。此理虽浅，而识之人不多。寸口为手太阴肺经循行之所（《灵枢·经脉》："……下廉，入寸口，上鱼，循鱼际……"），桡动脉也正好从此走行，两者相并而行，互相影响。切脉取寸口，其实切的是肺经与桡动脉合并之处。

"一呼一吸，四至为息。"此以呼吸定心之动率。"一呼气行三寸，一吸气行三寸，呼吸既定，脉气行去六寸。以一万三千五百息算之，共得八百一十丈。以脉数之十六丈二尺折算，应周行身五十度，此昼夜脉行之度数准则也；其始从中焦注手太阴，终于足厥阴，厥阴复还注手太阴。"

寸口肺经脉何以决脏腑？这好比西医听虚里而辨心脏之疾。

肺为气之源动力，自然对周身脏腑之疾患有其感应（好比家用电器短路或功率过大，而输电站有感应一般）。取寸口原因有二：其一，肺经循此处而表浅便于感应；其二，肺经在寸口与血脉相并而行，影响脉之形态。两者相合，则切脉者方可依据脉形态之变化而推求脏腑经气之变化。

这些道理太爷当时并没有给我讲清楚，毕竟他没有系统学习过中医理论，也没有学过西医理论，但他却一直认为脉象是血脉和经络相结合而产生的。时至今日，我临床多年，才明白太爷的理解是非常正确的！

"脉象之首脉为郁脉"——这是《诊脉心法》中的原话。这也是我多年切脉的深切感受，没有找到郁脉，就不知道何脏受病。

"郁脉乃粗意，与细正好匹；其意定部位，何经何脏立；总按为第一，求的粗与细；分取为第二，细辨属何疾"——这是《诊脉心法》中的原话。

"郁脉：从意而论，乃不畅之意；从形而论，乃脉形稍粗。此脉单从一粗细而确定，故而临证容易取得。此粗细属相对而言，即左右寸关尺六部相对偏粗的部位。"

"人之所以得病，不外乎外感六淫，内伤七情，饮食劳倦，金虫所伤。不管伤在何经，伤在何脏，最终都会影响该处经气的运行，经气均会受到波动，此波动在寸口反应即有郁象。"

"有浮郁、沉郁，有郁滑、郁涩，有郁数、郁迟之分。有六脉皆见郁象，也有单部位出现郁象。"

"左寸出现郁脉——心脏出现问题或左侧头部出现问题。"

"右寸出现郁脉——肺脏出现问题或右侧头部出现问题。"

"左关出现郁脉——肝胆出现问题。"

"右关出现郁脉——脾胃出现问题。"

"左尺出现郁脉——左肾或左侧腰腿部出现问题。"

"右尺出现郁脉——右肾或右侧腰腿部、子宫或膀胱出现问题。"

"临证中左手切病人右手脉，右手切病人左手脉。"

"求得郁与细，再辨属何疾！"

"先总按，即同时切寸、关、尺三部脉象，找出郁脉；没有郁脉，则找出细脉（细脉脉形与郁脉相反，反映脏腑亏虚），很多时候郁与细同见（各脏腑情况不一，有亏损的，也有邪气所客的），再分取，即对于总按发现有问题的部位，分别单独切诊，确定所患疾病性质。"

"切脉如抚琴。"

"这里面的意思只有切脉娴熟时才能体会到。太爷我临床运用多年后理解为：切脉如抚琴，张弛两相宜；过度紧张，切至毫发，信息干扰，难求其本；过于松弛，难以聚神，指下茫然。切脉如抚琴，如言诗，悠悠然其意可捕，恍惚间病机已明。有时将自己脉率调与病人同步，脉率虽未同，其气已同，于是病之所苦，自可感受。好比抚琴时其心已与音乐相通。"

"宁失其脉，勿失其势。"

"取穴有宁失其穴，勿失其经；切脉有宁失其脉，勿失其势。切脉时，对脉象整体把握很重要，脉有上越之势、有下沉之势，有外脱之势、有内陷之势，有气郁中焦之势，也有气分两头之势等。不要为了个别细小的脉象，而放弃了对整体脉势的把握！"

每当太爷结合病人谈起《诊脉心法》中的内容时总是如痴如醉，让我感觉到在脉学的研究上他虽然没有超过前辈，但他对脉学的领悟可能已超过前辈。

时至今日，我仍然没法体会到切脉如抚琴境界，也许是城市的喧闹让浮躁的心无法平静下来。每次梦中梦到太爷给我讲脉法，我总是深感惭愧，而太爷总是激励着我，给我不断前进的动力和勇气……

中医看病讲究四诊合参，切诊虽然重要，但并不能完全代替其他三诊，病人找太爷看病往往一句话都不说，就伸手让太爷切脉。其实在切诊的同时，望诊也随之进行，有些病一望就可以分辨。

太爷用了近一年的时间训练我的切诊，在切诊中发现有些问题需要望诊进行补充，才能进一步确定病人的阴阳表里寒热虚实。

太爷也发现了这些问题，于是在随后的日子，太爷便开始教我学习望诊。

八、太爷教我学望诊

"望而知之谓之神，切而知之谓之巧，问而知之谓之工……"

"这句话是说高明的中医，只要看上病人一眼，就知道病人的大体病情，就能说出病人的宿疾之所在。通过切脉来诊病，只是一种技巧；一般的医生，只能通过反复的询问来了解病人的病情。"

太爷悠然地抽着旱烟，一边吐着烟圈，一边对着我讲述。

"比如今天下午来的张老爷子，你看他面色发黑，走路用手扶着腰，一脸的病容，就知道他有腰痛病了，而且得病不止三年了。"

"太爷，从他走路的样子，看出他腰痛很容易，可怎么知道他得了三年以上的病呢？"

"在咱们农村，腰痛的病人很多。多见于劳伤，也就是劳累中腰部损伤，瘀血停在腰部，久而久之，面色黧黑，没有光泽。当然还有其他的情况引起的腰痛。张老爷子以烧炭为生，腰部容易出现劳损，加上风里来雨里去，所以腰部既有瘀血，又有寒湿，病程长啊！"

"这病不太好治吧！"

"下午太爷给他拔火罐，拔出许多黑色的瘀血，现在他应该好很多了。这病不拔不行啊！拔完后吃上几天肉桂粉、三七粉，散散寒、活活血，就好得差不多了。"

"你要记住，望诊首先望神，就是看病人是得神还是失神。得神的病人双目明亮灵活，神志清楚，反应灵敏；而失神的病人双目晦暗无光，精神萎靡，反应迟钝。得神好治，失神难治啊！"

"那李太爷去年去世时还满面红光，反应也灵活，为啥当天下午就死了呢？"我有些疑惑地问道。

"那是假神，也就是回光返照。病人原本无神，突然出现有神的表现，是脏腑精气极度衰竭，阴不敛阳，虚阳外越，阴阳即将离决所致。这是危重病人将死的征兆。"太爷说。

"望诊其次是望舌，主要是看病人舌体的大小、肥瘦、颜色，以及舌苔的厚薄、颜色等。舌体胖大显示体内湿邪过重；舌体瘦小而薄提示体内阴分不足；舌质紫暗，体内多有瘀血；舌质淡白，气血多亏虚；舌两侧有齿痕，多见于肝气郁结；舌苔白为寒，黄为热，腻为痰，滑为饮……"

太爷一边抽烟，一边有条不紊地讲。

"望诊除了望神、望舌，还要望面色、望形体、望五官、望皮肤等，这些东西在我给你的《望诊技巧》里都有详细的讲解，你要铭记在心里才行。"

"临证时要结合脉象，多运用，多练习，这样才能将所学的知识活学活用，而且当你将望诊运用习惯后，你自己会不断总结和完善，形成自己的望诊思路和体系。"

"有的医生偏于望面色，而有的则偏于望眼，有的直接望掌纹。不论哪一种，只要你深入进去，系统化，都可以做到望而知之，不必过于贪多而泛，否则……"太爷的话被一阵剧烈的咳嗽打断了。

自打开年来，太爷的身体就一日不如一日了，常常说几句话就咳得喘不上气来，看病人的时间少了许多。

他总是自嘲说自己老了，要被阎王爷请去喝酒了。但不管精神再怎么不济，太爷仍然每天抽空给我讲些医学道理。

看着太爷日渐消瘦的脸，我真希望自己快快长大，尽早掌握太爷所教给自己的东西，能让太爷恢复健康。

有很多的医学道理，太爷总是不厌其烦地反复强调，当初的我并不明白为什么太爷有时候那么啰唆，但时至今日，再想起太爷所强调的东西，才知道太爷是有道理的。

比如望诊，虽然在大学课程中关于望诊的内容并不多，但在图书馆看到许多关于望诊的书，往往厚厚的一本，极尽详细。

想想太爷所说过的，医家各有偏重，不论哪一种，只要你深入进去，系统化，都可以做到望而知之。而作为医者，我们更重要的是学人之所长，丰富自己，成就自己的体系，不要为了望诊而学习望诊。治病救人才是目的，不可偏离本意！

太爷喝了一口凉茶，缓了一缓，接着说："东娃子，在望诊中，前辈总结过一些特殊的情况，我慢慢讲给你听，你要记住，在以后看病的时候对照着使用。"

"第一，小儿鼻根处出现青筋显露，多为肠道有病，而青筋颜色随病情程度加重而加深。"

"第二，成人面颊部出现暗红色，发紫，多有心脏疾患。"

"第三，指甲出现如瓦楞状条纹，反映肝脏供血不足。"

"第四……"

太爷一口气讲了二三十个，我一边听，一边记在自己的小本子上，虽然有许多字不会写，但我都用拼音标注了。

太爷又是一阵剧烈的咳嗽，我抬起头来看着太爷清瘦的脸，两颊暗红色，发紫，我心中一惊，难道太爷心脏有病？这该怎么办？

正当我走神时，太爷突然咳声顿止，双目紧闭，脸色青紫，随后太爷身体一倾，倒在我身上。

我非常害怕，马上抓着太爷的手腕切脉，脉细弱，夹有滑数之象。

我一边大声喊我母亲，一边飞快地思考，滑数为痰为热，脉细弱为气虚。太爷常年抽烟，是不是一口热痰卡在喉间，咽之不下，吐之无力？如何是好？

黄痰属阳！当以阴药治疗！可哪来得及弄药！

这时，母亲正好赶过来，她在井边洗衣服，听到我的叫声后立即赶过来了。

看到母亲手上的水，我立即想到，借井水之寒凉来稀释热痰之黏稠，也符合以阴治阳的道理！

于是我让母亲马上去取一碗井水来，把碗放在太爷嘴边，太爷吸了一小口，接着是一大口，再接着长舒一口气。过了一会儿，太爷吐了将近半碗黏痰。

太爷醒来后，看着我说："我老了，身体不行了，连一口黏痰都吐不出来了！"神情极度沮丧。

我说："太爷，你不老，你才95岁，你说过要活100岁的！"

母亲看了看太爷，对我说："这些年太爷教你学医，身体累坏了！"

在此后的几个月里，我自己边看边背《望诊技巧》的内容，没有再缠着太爷讲解了。

有一天，二婶突然来找我，说吃了几天辣椒，眼睛出血了。

我抬头一看，见二婶左眼白睛部分红红的，成兔子眼了！我想起《望诊技巧》里说的"双目肝开窍，白睛肺为先"。

二婶的病当从清肝肺热邪来治疗，此病属阳，当用属阴之寒凉药，我一边思索，一边回头看药柜。

黄芩、黄柏、苦参……桑叶！对，就用桑叶！

记得很早之前太爷就给我讲过，桑叶能清肝肺之火，还有止血作用。于是我给二婶抓了两把桑叶让她泡茶喝。

二婶却伸手让我切脉，我笑道："望而知之谓之神，放心喝吧！"

第二天，看到二婶时，眼睛出血基本上消了。

二婶高兴地说："没有想到东娃子还真有两下子，早些年也出现过眼睛出血，当时喝了一个星期的中药才好。这次两把桑叶就好了！"

太爷听说这件事情后，一直夸我，说我学医有悟性。可只有我自己知道，《望诊技巧》上的东西，我连一半都没想通，中医太深奥了。

我只知道太爷传给我的是很好的东西，而我却不会用它！

二十多年后的今天，当我再次翻开《望诊技巧》时，心中感慨万千。太爷没有通过系统学习，却能通过大自然的规律，领悟出那么多医学道理。而现在的我，手里捧着《黄帝内经》，却有太多不明白的地方。

太爷啊，要是时光能倒流，我们祖孙俩再在一起谈论望诊该多好啊！

时至今日，每当我运用桑叶治疗急性结膜下出血时，就会想起我的太爷和他教我望诊时的情形……

九、太爷教我学五行

12岁，我小学毕业了。当我拿着毕业证给太爷看时，太爷笑着说："东娃子不错！等上完初中就考卫校，要好好深造！"

在太爷的思维中，一个农村娃能够上卫校，系统学习医学知识就不错了，但这番话说完还没有几天，太爷就改变了主意，让我不要考卫校，要立志考省里的中医学院。

事情是这样的。村里刘家的孙子斌斌才10岁，出现右下腹疼痛3天，家里大人看孩子疼得不厉害就没有理会，后来病情加重才找到太爷。

太爷切完脉，摸摸刘斌的头，用手轻轻按他的右下腹，叹了口气说："娃子的肠子烂了一小截。"开了剂中药——大黄牡丹汤加红藤。

刘斌服药后拉了几次稀便，烧退了。可没过几个小时又开始发烧，太爷让尽快送到镇医院。镇医院医生大多是县卫校毕业的，看到病人，担心是阑尾炎化脓穿孔了，让立即送到县医院做手术。一周后，刘斌回到了村里。县医院给做了个小手术，把阑尾切了，病也就好了。

这件事情给太爷很大的打击，中医治疗疾病还是有很多局限性的。卫校的学生学的主要是西医，而且学得比较浅，中医学得很少，要想将家传中医有所发展，就必须要到更好的学校深造。于是太爷很郑重地告诉我，必须要考上大学，考上省中医学院。

在那个年代，考大学是很不容易的事情，村里就没有出过一个大学生，我担心自己考不上。

太爷说："事在人为！初中三年，高中三年，六年后必须要上大学。虽然我传给你一些医学知识，但毕竟是非常有限的，中医博大精深，只有到更好的学校深造，才能有所作为。"

为了不让太爷失望，我开始立志考大学，不仅为我自己，更为太爷！为我们从没出过大学生的小山村！

进入初中后必须要住宿，每周只有周六、周日两天在家，每次回家，太爷总希望我能和他在一起多待会，而他依然将他对中医的理解传授给我。

"世界上的事物成千上万，事物之间除了阴阳属性划分外，还有一种划分方式，就是五行。"太爷讲道。

"五行不就是木、火、土、金、水吗，我不学看风水的！"我不相信风水，老师曾经说过那是迷信。

"狗怕老虎，老鼠怕猫是迷信吗？"太爷问。

"那当然不是迷信！"

"老鼠为什么怕猫？"我摇摇头。

"世间的事物都存在相生和相克，正所谓一物降一物，猫克老鼠，所以老鼠就怕猫。"

"这和看病有什么关系呢？"我问道。

"人的五脏也存在相生和相克的关系！"太爷悠悠地说。

"它们是如何相生相克的呢？"太爷一提到五脏，我就来了兴趣。

"要搞清楚人体五脏的相生相克，就得学习五行！"太爷肯定地说。

"五行是将世界上的事物按照五种不同的类型进行划分。就好比用阴阳来划分事物一样，只是划分的方法不一样。掌握了五行的划分方式，就了解了金、木、水、火、土五种类型物质的各自属性，对事物就有更加清晰的认识。"

太爷接着说："比如白色属金，肺也属金，很多白色的药物就能治疗肺病，如百合、白果、川贝母等；红色属火，心也属火，一些红色的药物就能治疗心脏疾病，如丹参、红花、山楂、大枣等；黑色属水，肾也属水，所以一些黑色的药物能够补肾，如黑豆、黑芝麻、桑椹等；黄色属土，脾胃属土，很多黄色的药物能够治疗脾胃的疾病，如灶心土、炒白术、黄豆等；而青色属木，而肝也属木，青色的药物能够治疗肝病……"

我第一次听太爷这样分析药性和疾病的治疗，太有意思了。我一直以为只有背会了《药性赋》才能知道药物的功效，没想到只要看看药物的颜色就知道能够治疗什么疾病了，这种分类方法还真有意思。

太爷接着说："除了将颜色分五行，味道也可以分为五行，酸味属木，苦味属火，甜味属土，辛味属金，咸味属水。比如白芍味酸能柔肝，黄连味苦清心火，甘草味甜补脾胃，细辛味辛散肺寒，牡蛎味咸养肾水……"

"五行相生相克，相互制约，才构成了完美的大千世界。古人通过观察大自然的规律，发现给树浇水，它会长高，于是归纳为水能生木；木头燃烧可以产生火焰，于是归纳为木生火；火焰熄灭后，化为灰烬，变成土，于是归纳为火能生土；土壤通过冶炼，能够变成金属，于是归纳为土生金；金属在高温下能变成液体，如同水一样，于是归纳为金生水……"

"这种看似普通的物质变化，古人通过天人相应，将其运用到人体的五脏生克变化中。"

"比如人体如果肺气不足，肺属金，土能生金，脾胃属土，通过健脾胃就可以达到补肺气的作用，这就是通常说的'培土生金法'。"

"再比如长期肾亏的病人，治疗时通过调补肺脏，就能起到很好的治疗效果，这就是金生水在人体的运用。"

"那么肝病治肾，心病治肝，胃病治心都是利用五行相生道理了？"我接着太爷的话说。

"是的，除了相生还有相克，分别为木克土、土克水、水克火、火克金、金克木。"太爷继续说。

"临床上的肝病病人，经常会出现脾胃功能不好，就是肝木克脾土所致，所以遇见肝病病人，首先别忘了照顾好脾胃。"

"腰部湿邪过重的病人，利尿不能解决问题，土能克水，而脾胃属土，通过健脾胃就可以治疗腰部寒湿过重。"

"哦，我终于明白你为什么用白术、茯苓、干姜治疗腰痛了。当时我还纳闷，没有用一味止痛药，却能达到止痛的作用，原来是针对腰部水湿采用了土克水的办法，土的功能恢复了，水湿自然就除掉了！"我感叹道。

"那我在学校经常出脚汗，回家后光着脚丫子踩在地上，脚就不出汗了，这也是土克水？"

太爷被我问得哭笑不得，不过他想了想，还是认为我说的对。也许，光脚丫子踩在土地上还真能治疗汗脚！

太爷的身体很虚弱，看到我对五行有些领悟，就给了我本书，让我自己看，他没有再继续讲五行。

只是对我说，平时多想想天，想想地，想想身边的万事万物，再想想五行、五脏，取象于天地，类比于五脏，这样很多疑难问题都可以解决。

这些话当时听起来有些玄乎，我甚至还以为太爷病了在说胡话，现在想起来，这些话便是太爷思想的浓缩，他是多么希望能给我详细地阐述啊！而力不从心的暮年，只能用最简短的话将胸中的千言万语描述出来！

十、太爷带我上临床（上）

太爷原本计划让我学完了中药、四诊、阴阳五行，读过一些理论方面的书籍后，再带我系统地上临床。但太爷已经是九十多岁的人了，身体每况愈下，他总担心没有机会带我学习临床知识了。所以在小学毕业的那年暑假及初一上学期，只要我不在学校，太爷就不准我出门玩，要求我陪他在家看病。凡是有病人上门来看病，他总是让我先看，借助每一个病人给我讲解常见病的治法。

"理、法、方、药，理为第一，遇到病证，首先想到的不应该是药、是方，而应该是理。这个理，就是疾病产生的机理。疾病是如何形成的，一定要彻底想清楚，不要浅尝辄止，要寻根求源！这一点说起来容易，做起来很难。从现在开始，你就要养成习惯。看每一个病人，如果没有将疾病的形成病因、发展过程、目前状况、发展趋势想透，你就不要放弃对这个病的思考……"这是太爷正式带我上临床前说的一番话。

这些年来，为了实现当年对太爷的承诺，我一直在苦苦思索，一直在探索疾病的本源。太爷说的一点也不错，只有想通了疾病发生、发展过程，才能清楚地知道当前是什么状况，应该采用什么方法，应用什么方药治疗。这样治疗才能立竿见影。

小学毕业后那个暑假有两个月的假期，太爷带我看了不少病人。

有个同学才 11 岁，头发就花白了，家长很担心，找到太爷。

太爷让我给他切脉，我切完脉发现六脉平和，只是双尺细弱了些。

太爷问我从哪里入手，我说："双尺脉细弱，应该是肾精不足，通过补养肾精来治疗。"

太爷继续问道："为什么肾精不足，头发变白？"我一时答不上来了。

太爷看着我的窘态，说："肾藏精，其华在发，《望诊技巧》里面不是写得很清楚吗？"

"哦，这句话我记得，但我没有理解透！"我有些不好意思，"我还以为长头发靠肾，没有想到头发变白是肾精不足引起的？"

"其华在发，这里的华是光彩的意思，是指肾脏的光彩通过头发表现出来，头发变白了，没有光泽了，就反映肾精不足了。"

太爷给病人开了两斤制何首乌，让病人用石磨碾成细粉，每天吃几勺。几个月后，再次遇到这个同学时，他的头发已经变得乌黑发亮了。

看完这个病人后，没过几天，又遇到个头发变白的阿姨，三十多岁的样子，面色稍黄，身体较瘦，头发干枯灰白，稀稀拉拉的。

太爷让我切脉，分析病情。我切脉后发现六脉细弱，按照《诊脉心法》上的分析，应该是气血亏虚，但是气血亏虚与白头发有什么关系呢？我有些搞不明白，想起来前几天看过的病人，我说病人气血亏虚，肾精不足。

太爷追问道："气血亏虚为什么会白头发？"

"白头发是肾精不足引起的，与气血亏虚无关。"我不在意地答道。

"屁话，'发为血之余'，这句话又忘了？"太爷责备道。

太爷的责备使我想起了《望诊技巧》中的确有"发为血之余"这句话，当时我就搞不明白，也没有在意。

"头发的滋养靠的是气血，气血不足，头发得不到滋养，就好比人天天饿肚子，它能不白吗？"

"读书要读活，不能读死了。书中的知识只有融会在一起才能灵活运用，死背书，不会用，记了也白记……"

太爷一边说一边呛咳，咳出几口浓痰后，他给病人开了八珍汤加减的处方。

等病人走后，太爷意识到他的语气重了些，就站了起来，走到禾场边，语重心长地说:"东娃子,太爷老了,说不定哪天就走了,你要更努力一些,太爷着急啊!你要一边看病人,一边想想书中讲的东西,想不明白就问我,一定要把书里的内容学活了!"

太爷指着禾场边那棵高大的梧桐树对我说:"学中医就像看这棵树一样,站得太近,你只能看到树的一部分,有时候要退几步,从整体上看这棵树,你脑子里才能有这棵树的样子。学中医,不能只惦记着阴阳、四诊,惦记着开药,要将所学的东西拼在一起,有一个整体的框架,这样学起来才能越学越简单,看病效果才会越来越好……"太爷又是一阵咳嗽。

太爷的一番话既是安慰我,也是鼓励我,同时也是教我如何成为一个真正的中医。可惜当时我还小,没有办法完全理解这番话的深意,但这番话却深深地印在了我的脑海中。

几十年后的今天,当有人问我如何学中医时,我也会告诉他们学中医必须要有一个框架,就好像看一棵树一样,有根、有干、有枝、有叶……

村里有个猎户,上山打猎时崴了脚,几天没好,没法上山打猎,于是来找太爷。

太爷问他:"崴脚后你是咋处理的?"

猎户说:"当天回家,就用热酒揉了大半个小时,痛是好些了,但是晚上就肿得更厉害了!"

太爷说:"崴脚把小血管拉断了,先得止血,用凉东西外敷就可以,等血止住了,病情就不会加重。一对时以后,再用热毛巾外敷,或者用热酒揉,这样才会好得快。你崴脚后,马上用热酒揉,只会加重病情啊!"

"那现在咋办呢?"

"你看现在肿得这么厉害,先得扎针,拔火罐,把瘀血拔出来,然后再外用药……"

"那不得好几天啊,我赶着上山取套子呢!"

"不用很久,两天就好了!"

太爷给病人扎了针,拔了火罐,拔出很多黑色的瘀血。然后用栀子粉加鸡蛋清调匀后外敷,并且包上白布。同时叮嘱病人,第二天不用拆开,直接在布上洒上醋，将药浸透，差不多第三天就好了。

病人走后我问太爷："病人脚部有瘀血，给病人包脚应该用活血化瘀的药才是啊，栀子清三焦火，是下火的药，这样外用有效吗？"

太爷笑着说："用活血化瘀的药也有效，但恢复比较慢。用栀子的目的是引血归经，也就是将血管里流出的血再引回到血管中，这样才好得快。鸡蛋清有很强的收敛作用。两者相配合，很快就能消肿，比活血化瘀药强多了。"

听完太爷的话，我一时想不明白，那些乌黑的血能再回到血管中吗？就算能回去，不会有毒吗？既然太爷这样讲一定有他的道理，我就没有再追问了。

现在，我仍然用太爷当年的方法来治疗脚扭伤，这种方法治疗脚扭伤的确见效快，药材也便宜。而太爷所说的栀子引血归经，其实是指栀子能够促进血肿吸收，这点在西医研究中已经被证实。

十一、太爷带我上临床（中）

跟着太爷上临床是幸福的，他总能引导我分析病机，促使我养成治病必求于本的习惯！

住在县里的三表叔添了个儿子。小孩子快满月的时候，也不知咋了，每晚都哭闹不停，搞得一家人都睡不成觉，到医院看过，就是不见好。后来听人说是孩子中了邪，还找人来驱邪，但也没有用，把三表叔一家人折腾得够呛。

实在没办法，三表叔把娃子抱过来找太爷看。太爷看了看小家伙的指纹，我也看了看，红紫色，然后看了看舌头，舌尖红红的。

太爷问我："小家伙为啥闹夜？"

我想起《望诊技巧》上说过小儿指纹青为寒，紫为热，舌尖红为心火过重。于是我回答太爷："小家伙心火过重！"

"心火重为啥不睡觉？"太爷问我。

我摇了摇头。"心藏神！心就好比神的房子，房子着火了，神能待得住吗？"太爷悠悠地说。

太爷给三表叔弄了几根灯心草，让他用开水泡后加点白糖，放在奶瓶里喂给小孩子喝，小家伙当晚就不闹了。

太爷治病用药味数都很少。他常说，疾病的本质搞清楚了，用药就简单了，就灵效了，药物对症一碗汤，药不对症论船装啊！

三表叔的小孩子闹夜治好后，没过几天，村头周叔家的娃子不吃饭，也过来找太爷。小家伙才一岁半，几天前还好好的，这两天不吃东西，还很烦躁。周叔以为小家伙也是心火过重，他让太爷给点灯心草泡水喝。

太爷看了看小家伙的指纹，红紫色，再看舌苔时，发现小家伙的下唇内有几个白点。太爷指着白点告诉我说："这是口疮。"

一听是疮，周叔紧张地问："严重不？"

太爷说："小病，不会死人的，就是嘴里的皮破了，小家伙怕痛，不肯吃饭。弄点药，几天就好了。"

太爷弄了点吴茱萸细粉，用醋和成两个小饼子，贴在小家伙前脚掌心处，然后用布包裹起来，并叮嘱周叔第二天再取下来。

"用一次就可以了吗？"周叔不放心地问道。

"小家伙病情不重，一次就行了。"太爷肯定地说。

周叔走后，太爷问我："下嘴唇内长疮如何分析？"

我说："上嘴唇属阳，下嘴唇属阴；上嘴唇属胃，下嘴唇属脾。这个疮应该是脾火。但用吴茱萸贴脚心，我不明白。"

太爷点点头说："嗯，你分析得不错，这个疮是脾火。我用吴茱萸贴涌泉穴就是引火下行啊。"

太爷的话让我吃惊不小，"引火下行？难道人体内的火想让它上就上，想让它下就下吗？"

太爷笑了笑说："一个高明的医生，用药可以引领体内的气血运行，这个火是可以想让它上就上，想让它下就下的。"

"以前，您给我讲阴阳之间相互吸引时，讲到过中风。讲到中风发作前是阳气上升太过，气血上升太过，用这吴茱萸粉贴涌泉穴可以吗？"

太爷一下子双眼发亮，"对！对！对！当然可以，学中医要融会贯通，就是要这样考虑问题！"太爷用手摸了摸我的头。

"除了吴茱萸能够引火下行，还有其他的药吗？"我问道。

"还有！"太爷肯定地说："比如我们吃的大蒜头贴涌泉穴，也可以引火下行，不过大蒜对皮肤有刺激，时间把握不好会起水疱，小孩子皮肤很薄，不适合用大蒜，成人用是可以的。"

"桔梗、蔓荆子可以引药上行，牛膝、旋覆花、赭石可以引药下行，葛根可以引药到达颈部，藁本可以引药到达头顶；桂枝可以引药到达左膀子，桑枝可以引药到达右膀子，防风、姜黄可以引药到达背部，杜仲可以引药到达腰部，小茴香可以引药到达少腹部，鸡血藤可以引药到达膝盖……"太爷给我讲了很多。

"药用好了，就好比神枪手，能够指哪打哪啊！哪里有病，就可以让药物跑到哪里！"

"很多病人经常咽喉肿痛，长期上火，但下肢发凉，这就是上热下寒，这种病人不是吃下火药能治好的。用药只要引下面的寒向上行，引上面的火向下行，这样寒热对流，人体就不存在又上火、又怕冷了。"太爷继续深入地讲解。

"为什么人体自身不能进行寒热对流呢？需要药物来帮助。"我诧异地问道。

"没生病的人是可以寒热对流的，但生病了，对流就没法进行了！"太爷感慨道。

就这样举一反三，太爷遇到每一个病人时，尽可能多讲些相关知识，让我有更多的机会了解疾病，认清疾病的本质，熟悉药物特性。

表弟振军头上长了个疮，开始只是个小疮，抓破后流黄水，流到哪里哪里长疮，很快就长满了一头，看起来像个癫痢头，谁看了谁嫌弃。

振军哭着来找太爷。太爷看后说："这是黄水疮。"

我说："黄水疮和口疮都是疮，有区别吗？"

"有的，口疮是虚火上炎，黄水疮是湿热过重。"

"那黄水疮好治吗？"

"很简单，用吴茱萸粉加猪油调成膏状外抹，几天就好了。"

经太爷治疗，振军的黄水疮果然不到一个星期就好了。我却有些疑惑，"同样是疮，同样是用吴茱萸粉，同样有效，但病机却完全不同，这是为什么呢？"

太爷看到我能够深入去想，非常高兴，他耐心地给我讲解："吴茱萸治口疮是引火下行，治疗黄水疮则是燥湿解毒啊！每味药都有一些偏性，我们只有熟练地掌握了这些偏性，治病才能够取得很好的疗效……"太爷还没说完，就开始咳嗽。

夏天天气炎热，小表弟一个人跑到河滩上捡石子玩，自个儿玩了一下午。晚上回家时，突然发现小鸡鸡肿得像个小气球，透明发亮，不痒也不痛。

表弟急得直哭，把二叔也吓得不轻，这病要是治不好就坏事了。二叔领着表弟连夜来找太爷。

太爷看了看，对我说："这是沴了！"

我问："什么是沴了？"

太爷说："这是他坐在热烫的湿地上，地上的水气沴了形成的！"

"有办法治疗吗？"二叔急切地问道。

"用蝉蜕一两，煎水后外洗，今晚洗上一刻钟，明天就好了。"

第二天碰到表弟，我笑着说："来，脱下裤子让我看看，好了没有？"

小表弟很听话地脱下裤子，我看了看，果然消肿了！

真神啊，我由衷地佩服太爷！

十二、太爷带我上临床（下）

太爷的身体越来越差，每天都能听到他无力的咳嗽声和吐痰声。他自己有时也吃吃药，但年纪大了，身体衰老了。他说，再好的药也不能让人体的脏腑变得年轻啊！

家里人都劝他不要再给病人看病了，每天多休息，别费心神了，好好地安享晚年。可年迈的太爷总是放心不下，放心不下他苦心传给我的医术我没能领会，放心不下没有他的引领，我会在医学的道路上迷失方向。

　　夏天，天气热，没有病人的时候，我总陪在太爷身边，坐在禾场边的大树下乘凉，一边给他打扇，一边听他讲医学道理，有时候他讲着讲着就睡着了，看着一边睡觉，一边不时还说几句中医理论的太爷，我的心沉甸甸地，为了将我领上医学的道路，太爷操碎了心。

　　有一天，村里的一位老人在吃饭的时候，筷子突然掉在地上，接着人也从椅子上滑到地上，手脚没法动弹，嘴蠕动着说不出话来。

　　家里人急忙过来叫太爷。太爷在我的搀扶下来到病人家中，给病人切了脉，告诉大伙，病人中风了。我也上前切了切脉，脉象和太爷讲的中风脉象一样。

　　太爷让家属不要搬动病人，他拿出平时放血用的针，在病人的十个指尖、两个耳垂及舌尖各扎了一针，然后分别挤了些血出来，随后用吴茱萸粉醋调后贴在病人涌泉穴。

　　半小时后，病人睁开了双眼，可以说话了，太爷才让人将病人抬到床上。随后开了些引血下行的中药，让病人内服。

　　3天后，病人可以下床了，但右手右脚不太利索。太爷接着用了一些补养肝肾、益气活血的药，治了1个月，病人就恢复了。

　　在这个病人的治疗过程中，我又一次见识到了太爷的神奇，准确地说是中医的神奇。

　　我问太爷："为什么要扎针放血？并且不能搬运病人？"

　　太爷说："当气血都向上涌，血管快要破了，或刚破的时候，搬运病人只会加重病情，用药引血下行也来不及。扎针放血来得快，放血的同时也是泄气、泄热。上面郁积的阳气给泄了，血管的压力就小了，病情就控制住了。再用引血下行的药物，病情很快就会好转。等到气血下行了，人体阴阳平衡了，就要考虑培补下面的阴分，巩固已经取得的成绩，防止气血再次上窜……"太爷很费力地讲完这个过程，接着就是咳嗽。

　　看着年迈体衰的太爷，我暗下决心，一定要好好学习中医，将太爷的医术传承下去，并且发扬光大。

　　很多时候，我也有一些疑惑，想问太爷，但看着体衰的太爷，我又开不了口。太爷好像看出了我的心思，总是说："你有什么疑问，就尽管问，我知道的就一定给你讲明白！"

中医的有些道理本身就很复杂，要想给只有12岁的我讲明道理，太爷总是要花很多心思。

有一天，一个便秘的老人找到太爷，说长期大便干结，经常上火，一周难得解一次大便。

太爷号完脉，开完方，叮嘱病人连用一周，以后每个星期再喝两天，病慢慢就好了。然后问我："处方看得明白不？"

我看处方上写着：玄参30克，麦冬25克，生地黄20克，火麻仁20克，木香15克。

我说："这个方子用了很多滋阴的药，是不是养阴就可以治疗便秘了？"

太爷沉思了很久，应该如何向我解释养阴与通便的关系，最后给我讲："一条河，如果没有水，船是无法行走的。这位老人肠道干燥，就好比干枯的河床，服用养阴的药物，就好比给河床添水，有了水，船就能行走；肠道有水了，也就不便秘了。"

太爷的解释让我明白了处方的意义，用上木香就是推动大便的运行，用火麻仁是润滑肠壁，配上养阴的药就是增加肠道的水分啊！我觉得太爷开的处方太有意思了。

"那如果肠道水分太多，大便太稀，是不是就会拉肚子呢？"我问道。

太爷笑了笑说："有一些长期拉肚子的病人，肠道功能很差，无法吸收食物中的水分和营养，常常水谷夹杂而泻，通过利小便就可以减少肠道的水分，使食物在肠道停留的时间变长，营养成分充分吸收，大便就会变干，这是治疗腹泻的一种方法。"

"你的悟性的确不错，可惜我读的书也不是很多，年纪也大了，一些病我也没有想透，不然我可以教你更多东西。"太爷叹息道。

虽然太爷年纪大了，不能出诊了，但村里的老老少少只要有病，都会过来向太爷咨询，太爷的一句话往往能消除他们对疾病的恐惧，然后用上点药，病就慢慢好了。

记得一个周末，有个外村的女病人找到我太爷，苦恼地说，她这一个多月来经常头疼，而且疼得也很奇怪，就眉棱骨疼，其他地方不疼。别人说她看了不该看的东西，招邪了，弄得她思想压力很大，几次想寻短见。

太爷让我切脉，我切了切脉，脉浮而数，我说："这是风热证的脉象啊！"

太爷点了点头，对病人说："你这就是上火了，火积在那儿，喝点药，几天就好了。"病人听完太爷的话，差点跪了下来。

太爷随后开了个方：黄芩 20 克，羌活 15 克，防风 15 克，甘草 8 克。让病人回家喝 3 剂，一定会好。

3 天后，病人提了几斤鸡蛋来感谢太爷。

太爷常说，治病是件大事情，有时候看好一个病人的病，就等于拯救了一个家庭！医生的意义很大，不是单纯看看病这么简单啊！

我们家后山上有个山洞，洞很大，也很深，夏天的时候洞内很凉，以前镇上农副产品收购部会将鸡蛋运来，放在洞里保存过夏天，时间久了，当地人就把这个洞称为"鸡蛋洞"。后来放弃不用了，这个洞成为我们这帮小孩子的避暑胜地。洞内有很多蝙蝠，每当向洞内丢石子时，受到惊吓的蝙蝠就会在洞内四处乱窜，虽然洞内很黑暗，但从没有看到蝙蝠碰到石壁上。小时候，我总以为蝙蝠的眼睛在黑暗中很好使。

有一天，正好遇到一个小孩，每天天黑后眼睛就看不清东西，他父亲将他带来给太爷看看。

太爷说："这是夜盲症，不好治啊！"

看着病人一家无助的样子，我对太爷说："可不可以让病人吃上几个蝙蝠试试？"

太爷惊诧地问我："为什么？"

我说："鸡蛋洞内很黑，但里面的蝙蝠飞来飞去，从不碰壁，它们的眼睛在黑暗中一定很好使。"

我的一句话提醒了太爷，太爷说蝙蝠是瞎子，蝙蝠治疗夜盲症也没有听说过，但蝙蝠的粪便是一味中药，称为"夜明砂"，倒是可以治疗夜盲症。后来太爷结合病人的身体状况，用夜明砂加猪胆汁配成药丸，治好了病人的夜盲症。

这件事之后，太爷告诫我："中医的取象比类，如果运用得好，可以解决很多疑难杂症。培养取象比类的思考方法，对学习中医非常有帮助，但在取象比类过程中，不要偏离了事物的本原，否则会出错。你能从蝙蝠夜行想到治疗夜盲症，非常不错了，刚开始联想会犯些错误，多看看书，有依据证实你的联想的，就可以试试。等到书看多了，经验丰富了，取象比类运用就会越来越准确，越来越具有参考意义了……"

太爷断断续续地带我上临床，虽然只看了几十种病，但每次太爷都会结合病例给我讲解治疗方法和疾病形成的病因，他更多地教了我一些思维方式。

年迈的太爷如同一盏快熄灭的灯，但他却用所剩不多的光亮一直照耀着我的学医之路，希望我在这条路上越走越远。

十三、太爷的逝世

初一快放寒假了，有一天，父亲突然到学校找我，说太爷不行了，让我赶快回家。在回家的路上，父亲说，太爷一直念叨着我。

我回到家，看见家里很多人，太爷的床前也站满了人。太爷躺在床上一动不动，脸色灰暗。我的心里止不住地难受，急步向前握住太爷的手，开始切脉，细若游丝，仍有滑数之象。

我招呼父亲一起扶起太爷，给太爷喂了勺香油，然后使劲给太爷拍背，不一会儿，太爷悠悠地醒来。随后，我开了一剂二陈汤加葶苈子、人参。太爷看过之后，微微地点了点头。

我把药方给父亲去抓药，自己坐在床边守着太爷。太爷喝药后，下午气色看起来好了许多，可以下床了，全家人都放心了，但我的心情依然很沉重。

太爷长期吸烟，肺里黏痰太多，累及心脏，再加上年龄的缘故，脏腑功能衰竭得厉害，情况很不好。而太爷却仿佛心情很好，喊我陪着他晒太阳，祖孙俩坐在场院里，太爷断断续续地给我讲中医。

太爷说他很遗憾，不能将药物的炮制和针灸教给我了，许多的疑难杂症也没有机会带我看。最遗憾的是对生命的预测，这是祖传医术中的一部分。

在农村，一般对于晚期危重病人，医生都要告诉病人家属，估计病人什么时候死亡，让家属做好准备。有些病人是外乡人，就提前回去，人死在家中比死在外乡好。

由于我一直不相信这些东西，太爷也没有勉强让我学，所以他为此深感遗憾。太爷告诉我，他将在正月初八去世，最近一个月不会有事的。

在以后的几天里，太爷吃饭食欲好了些，家里人都说是我用中药调理的结果，而我心中对"正月初八"一直放心不下，我不知道是该相信太爷，还是不该相信太爷。

春节后的初五、初六两天，太爷精神依然很好，我开始怀疑太爷对风水、对四柱的研究。太爷说："我已经给你爸交代了我选好的安葬我的风水宝地，不要为我担心，人生一世，草木一秋……"

然后给我讲行医的注意事项："第一点：学医不可半途而废，要迎难而上！"

"医生救人，十个治好八九个就很不错了，治不好有很多原因，不能因此而灰心丧气，更不要因治好几例而骄傲自满。医学永远有解不开的难题，如果没有，那首先医生自己就可以永远不死。医生总会不断面临新的疾病，新的困扰，这是自然规律，同时也说明人身奥秘之无穷无尽，并非一朝一夕可以参透，不要放弃，要迎难而上，要不断总结已经取得的经验，为新的问题做准备，当问题错综复杂时，不要钻牛角尖，退一步从大处着眼，从阴阳入手，又会有一条新路……"

"第二点：治病一定要顺其性，养其真！"

"顺其性就是顺应各脏腑的特性，当升则升，当降则降，当藏则藏，余则泻之，虚则补之，将脏腑调理到最佳功能状态。比如：肝病用柴胡、薄荷，是顺应肝气升发条达的特性。纵然肝阳亢盛，镇肝泻肝的同时也要反佐少量疏肝之药；肺病用麻黄和苦杏仁，也是顺应肺脏的宣发和肃降功能……"

"养其真就是培养脏腑不足的精气，让脏腑能量充足，使其物质基础得到补给，脏腑功能自然也得到了修复。如肝病用当归，补肝之藏血；肾病用菟丝子，补肾之藏精；心病用酸枣仁，养心安神……"

"脏腑之真得养，脏腑之性得顺，其病不治自愈！"

"第三点：要用辩证的眼光看待疾病，慢性病没有绝对的寒热虚实，治病要寒热平调、攻补兼施，各不为过！"

"人体所生疾病，有外感，有内伤。俗医诊病，皆称上火，且具体到肺火、肝火、胃火等，却不知人体之火乃精微物质所化，如果人体五脏均无火，则冰寒地冻，生命早已衰竭。治火之法，当观人之整体，有上热下寒，也有下热上寒，有外热里寒，也有里热外寒，还有一脏寒而他脏热。并非一味泻火，若能用自身之热散自身之寒，用药寒热搭配，四两拨千斤，引导人体气机进行寒热对流，至稳至妥，邪去而正安。如若一味苦寒，中病仍进，邪气虽退，正气已伤，使原本有寒的脏腑雪上添霜，最终酿成顽疾。许多经典的名方如半夏泻心汤、乌梅丸等，无不体现寒热共调之精髓。"

"医者用药，存乎一心，即辨寒热虚实之轻重比例。如胃病，有三分热七分寒，也有六分热四分寒，衡量各自比例，用药方能立竿见影；又如肾虚，有八分虚两分实，一味进补，可以导致经络郁塞，补而不通，反而上火，补中有通、有泻，则补而不滞，实而不空……"

"人道如医道！做人做事不可偏激！阳中寓阴，阴中含阳，此万物之本原，无纯阳亦无纯阴！明白这些道理后，行事就不会太过而又不及，用药不会过偏而又不足。"

"这些道理深中有浅，浅而又深，各人理解均不相同，希望你能静心参悟人身之阴阳虚实、病机之阴阳虚实、医道之阴阳虚实、人道之阴阳虚实……"

"第四点：自行揣度细思量，不因他人忘阴阳！"

"医者论病治病，不要受病人和钱财困扰。病人如果能治病就不会请医生，既然请了医生，那医生就要有自己的主见，不要受其他因素的影响；病有新有旧，有轻有重，治疗重病、慢性病如同抽丝剥茧，治疗外感如同驱贼荡寇；不同阶段，如何实施要仔细揣度，不可因病家心情急切而忘阴阳虚实之根本；外邪未尽，立用峻补，关门留寇，永留后患；瘀血未尽而强行止血，留瘀而化为癥积；肠毒未清而强用涩药，痢虽暂愈而后患无穷；不要因病家富贵而妄用补药；更不要因病家贫穷而吝啬贵药；唯有自身心静泰然，方可明白做医生的意义和责任……"

"不可好大喜功，不可急功近利！"

显然这些话在太爷的心里已经酝酿了很久，太爷一边说，我一边记。从字里行间，我深切感受到太爷对我的希望是何等之大，我只能一步一步前进，决不能退缩！

正月初八上午，太爷仍然很好，但下午太爷有些困了，想睡午觉，我便守在太爷身边看他入睡，太爷入睡得很安详。大约过了一小时，发现太爷呼吸慢慢微弱下来，切脉时脉细若绝，我立即叫来家里人，大家默默地看着太爷安详地离去，而太爷给我讲的行医准则便成了他的临终遗言。

清理太爷的遗物时，在太爷的枕头下面发现一个小木盒子，里面是一套太爷自制的放血治病用的针具，另外还有一本书，书名为《杂病临证效方》，是太爷的手抄本，书中记载了祖辈及太爷行医过程中疗效很好的处方。

我随手翻了翻，看到最后一页，太爷用毛笔记载了桑叶治疗白睛充血，通过多次验证特效，并注明此方为振字辈——振东所创（振东是我的小名），拿着这本沉甸甸的书，看着安详而去的太爷，我知道我的学医之路才刚刚开始……

十四、少年的中医感悟

太爷的去世给了我很大的打击。有很长一段时间我不愿意与家人说话。

太爷将我从小带大，给我灌输了很多中医的哲学思想，我的行为习惯无不异于同龄少年。当他们在为玩电玩而逃学时，我却在静坐想着我的阴阳。同学之间的交流我没有兴趣，父母的关心让我总想起太爷。好在农村活重，父母没有十分注意到我的精神变化，我成了孤独的少年……

没有太爷的继续教导，又要面对各种考试的压力，很多时候都想放弃，放弃学医，放弃读书。想到镇上轻工机械厂上班（该厂是家上市公司，工厂最初由一个铁匠铺发展起来，我姑爷爷是创始人，要想上班随时可以去），可我又不甘心，不甘心让太爷失望，想想太爷临终前的话——"学医不可半途而废，要迎难而上。"于是，我成了学校最"酷"的学生，而我自己却认为是最孤独的学生。

化学老师讲水分子是由带正电的氢离子和带负电的氢氧根离子构成，而我想的是氢离子属阳，氢氧根离子属阴，水也是阴阳的产物。

讲到水电解成氢气和氧气时，我想的是阴阳离决，水分子的死亡。

物理老师讲到地球磁场，讲到南极和北极的磁极，讲到电磁感应，我的脑海中浮现的是太爷说过的话，万物都可以分阴阳。我想，地球的南北两极应该为对立的阴阳，而地磁场成了阴阳能量转化的途径，人生活在这个大的磁场中，人体是否被磁化？人体内是否也有小磁场？

按照太爷说的天人相应，头为阳，脚为阴，头脚之间是否如地球南北两极之间存在一种看不见的场？

没有人能够告诉我这些问题的答案，但我的直觉告诉我，按照太爷说的天人相应理论，答案应该是肯定的！

看到小磁针悬在细线上永远指向南北方向，我想人躺在床上，床的位置是否应该南北朝向才好？这样人休息时才能得到地磁场的能量补给。

我的少年时期是大脑产生疑问最多的时期，我暗下决心，一定要考上大学，一定要解开我心中的所有疑团。

地理课上，老师讲到大海，讲海水是咸的，我想到了肾脏，肾脏主水，按照五行划分，咸味也属水。

看到崇山峻岭，我想到人体的骨骼。

看到书上描述的长江、黄河，我便想到了人体的血脉。

看到肥沃的大地，我想到人体的肌肉……

太爷教的五行，让我在大自然中时时刻刻看到与人体五脏属性相同的万物。

春天躺在草地上，看着红红的太阳，想着人体跳动的心脏，呼吸着清新的空气，便想到肺主气。

多么奇妙的世界，多么奇妙的人类，我看到了天地的五脏……

一切正如太爷所说的——"平时多想想天，想想地，想想身边的万事万物，再想想五行、五脏，取象于天地，类比于五脏……"

太爷的话无时无刻不影响着我，指引着我从大的视角看世界，看人类，看自己……

有次上化学课，老师出了道比较复杂的化学题，大致内容是一种溶液中有几种阴阳离子，相互发生化学反应，告诉了其中几种离子的浓度，要计算某个阳离子的浓度。

看到大家都在写化学方程式，苦苦思考，我却认为如此简单的问题，他们为何要搞得那么复杂。阴阳是相对的，无论怎么反应，溶液最终肯定不带电，正负之和绝对为零，通过已知的数据加加减减就能得出结果了。

我随口说出了结果，化学老师非常惊讶，她也正在列化学方程式，看我得出结果，问我如何计算出来的。我没有讲阴阳五行，只是说溶液最终正负电荷相加绝对为零，用已知的数据加减就可以得到结果了。

化学老师非常惊奇地看着我，也许我的一句话将她多年总结的解题方法给颠覆了，随即她非常激动向同学们介绍我的解题方法，而且有趣的是在这种方法的指导下，许多老师认为很难的题目都轻松解决了。

太爷说过："当问题错综复杂时，不要钻牛角尖，退一步从大处着眼，从阴阳入手，又会有一条新路！"朴实的话却让我的世界观时时发生改变，看问题的角度也时时发生调整。

人无远虑，必有近忧。要有远虑，得从大处着手，从阴阳五行入手，才能看到事物的整体发展趋势。

播种一种思想，收获一种行为；播种一种行为，收获一种习惯；播种一种习惯，收获一种性格；播种一种性格，收获一种命运。

太爷给我播种一种思想，而我收获到一种行为，一种思维方式。当这种方式日久之后，便养成了一种思维习惯，习惯于用阴阳五行看世界。

这种习惯与同龄少年有些格格不入，他们猜不透我在想什么，但他们却又觉得我想问题太简单，有时简单到只分好与坏……

我不知道这种性格会导致什么样的命运，但我却坚定地相信，太爷播种的这种思想一定能让我早日成为真正的中医。

这种思想的播种也让我能轻轻松松面对学习，结果便是我实现了对太爷的承诺，考取了全省的最高中医学府——省中医学院。

我拿着录取通知书同父亲一道来到太爷的坟前，给太爷烧了纸，放了挂鞭，告诉太爷，他的重孙考上了大学，可以更系统地学习中医了。

世间也应该分阴阳，我相信阴间的太爷一定能看到我交给他的第一份满意答卷！

十五、中医路之探索篇

怀着多年的期待，我走进了省中医学院的大门。古朴的建筑和我想象中的一模一样，但林间小道上三三两两走过的同学，迎新处老师年轻的笑脸，让我感到中医并不是一门年迈的科学，在今天，随着科学的发展，学习它的年轻人越来越多，"老中医"正在向"现代化中医"转变……

入学后第一件事是老师带我们参观。让我最感兴趣的是图书馆，在那里，我看到数以万计的各类医学书籍，真是大开眼界。我仿佛一条浅溪里的小鱼跃进了大海，在知识的海洋里我几乎迷失了方向，我一有空就泡在图书馆里，如饥似渴地翻阅各类书籍，以至于常常错过吃饭的时间。

中医的整体观、辨证观、精气学说、阴阳学说、五行学说、气血津液学说、经络学说……各种理论，各种学派，无不让我欣喜若狂。而在广泛的阅读中，我慢慢地回忆起太爷当年所教授予我的，往往茅塞顿开。我感慨于太爷为了领我走上医学之路所做的所有事情，我亦感慨于古人先贤们博大精深的智慧。

"心主血脉，其华在面。"看到这句话，我突然想起一则病案。

年轻女性，两颊生斑，太爷记录的治法是调理心脏，补充气血。当年太爷已经去世，我看着病案，百思不得其解，这句话终于让我豁然开朗，面色是心脏功能的外在表现，只要心脏气血充足，血脉流畅，面部气色自然红润无斑。

"膝为筋之府，肝主筋。"记得太爷治疗膝关节的病变往往从肝入手，当我问及原因时，太爷总是说通过切脉就可以知道，膝关节疼痛的病人肝脉是郁涩的，但我总觉得没有说清楚。"膝为筋之府，肝主筋。"原来古人早就为我们总结出来了。

同时学习的还有西医课程，如果说中医让我有太多熟悉的感觉，而对西医课程我则充满了好奇，学习中医理论对我而言驾轻就熟，学习西医理论对我也并不困难，所有的东西在我的思维里自然而然地被分为阴阳两部分。

"神经系统为阳，循环系统为阴；动脉为阴中之阳，静脉为阴中之阴；白细胞为阳，红细胞为阴。我甚至认为补气温阳能升高白细胞，而补血养阴能增加红细胞……"

这样的思路对我理解西医理论带来了很大的便利。但是从小接触中医理论的我面对尸体，却产生了很大的疑惑！

当我第一次走进人体解剖教室，看着解剖台上的几具尸体，我没有一丝恐惧和害怕，倒是满脑子的疑问，我要看看主疏泄的肝，主血脉的心，还有主气的肺，主吸收的小肠，主运化的脾，到底是什么样子，还有那藏精属水的肾与大海有什么关联。

真的让我有几分失望！一切的脏器和家里杀年猪时看到的内脏没有什么区别！还有那些经络，中医书上记载得清清楚楚的十二经脉为什么看不到？中医难道真如社会上有些人说的是伪科学，难道只是风水先生在家里摆八卦摆出来的吗？

这些眼前所见的和我心中所想的真的有太多不同！太多的疑问和困惑让我很压抑，我多年来追求和探索的治病救人的方法，真的只是些看不见、摸不着、说不清、道不明的东西吗？那么中医的科学性何在？

我有些失望，甚至有几分绝望。虽然上课不受影响，还在学习，但我的心中总是存在很大的疑问：中医是否是伪科学？

在大一快结束时，我终于忍不住追着解剖老师问："老师，心藏神，究竟藏在什么地方？"

老师有几分尴尬，"同学，我是搞西医的，西医没有神这种说法，对于心藏神，我本身不是太清楚，你还是问问你的中基老师吧！"

中基老师的一番话基本打消了我对中医的怀疑，他说："中医起源于古代的哲学思想，是古人认识世界万事万物过程中形成的一种朴素的哲学思想，后来发展到运用它认识人体，治疗疾病。心藏神是指心脏具有藏神的功能，这里的神包括人的精神、气质、神采，并非是一种基本物质。中医的心、肝、脾、肺、肾远远超出西医的解剖学范畴，除了包含西医所说的脏器，还包含其所有相关属性的功能。比如，磁铁周围存在磁场，但我们看不见，这并不代表磁场不存在；打手机时，手机会发出信号，我们看不到，但我们不能否认信号的存在……"

"学中医要从哲学的角度来认识和领悟，学西医的目的是为了辅助学中医，不能陷入西医的思维模式，使自己对中医的理解进入误区。你才上大一，能有这些疑问是很正常的。希望你能站在中医的角度看西医，不能站在西医的角度看中医，只有这样你才能学好中医，同时也能学好西医……"

我的脑海中突然浮现出《诊脉心法》第一页上的几行字：

"凡心浮气躁者，不可与之言脉巧！

凡资质愚钝者，不可与之言脉深！

凡眼见为实者，不可与之言脉理！

凡不求甚解者，不可与之言脉奥！"

太爷的话言犹在耳，"凡眼见为实者，不可与之言脉理！"是啊！太爷八年前已经提醒了我，而我还是钻进了这个牛角尖！

学好中医要用中医的观念来看西医、看世界！

在后来的解剖课上，我更加坚定了中医理论的正确性。看到人的大脑时，我立即想到核桃仁，两者何等的相似。

太爷说过取象比类，核桃仁能健脑，这不就是取象比类的例子吗！

看到红红的血管，我想到了丹参、鸡血藤，丹参、鸡血藤能够通血脉。

看到人的脊髓时，我想到了蜈蚣，蜈蚣的外形与脊髓多么相似啊，于是我便记起太爷曾经重用蜈蚣治疗腰椎严重损伤的病人。

取象于天地，类比于五脏。通过学习解剖学，使我明白，只有了解人体的内在结构，才能知晓如何去取象于天地，类比于五脏。学中医的同时学习西医是多么有帮助啊！

《中医诊断学》的内容非常翔实。我最关注的是四诊，但其中的切诊只有简单的三页纸，我比较疑惑，太爷如此看重的切脉，在教科书上怎么如此简单？二十多种脉象的描述非常准确，但也有些烦琐，而太爷教的关键脉象——郁脉，书上根本没有，是太爷错了？还是教科书错了？

我非常急迫地等待老师讲解切脉，看看他讲的与太爷讲的有何不同。

等啊等，终于等到了讲切脉！上课了，我提前抢到最前面的位置，怕漏掉老师说的每一句话。老师首先讲了一个故事。十几年前，为了确定中医教材如何编写切脉这节内容，国家中医药管理局曾经组织全国十大名中医汇集北京，给同一个病人切脉开方，等十大名医切脉开方后再比较，发现十个人的切脉结果各不相同，但处方思路大体相同。

这说明每个人对脉象的领悟和理解是不相同的，教材为了防止将学生带入误区，只讲了一些基本的脉法和主病。对脉象的具体学习和研究可以多看看《脉经》和《濒湖脉学》，前提是首先要熟练掌握教材上的内容。

从老师的话中，我明白了为什么切脉部分编写得如此简单。

下课后我从图书馆借来《脉经》，发现王叔和对脉象的研究非常深入，与太爷的《诊脉心法》相比，《脉经》讲得过于详细，临床运用不易掌握，太爷的《诊脉心法》虽过于粗犷，临床上却易于运用，但如果用《脉经》来对太爷的《诊脉心法》进行适当补充，就会非常完美。

于是一种以头为阳脚为阴、寸为阳尺为阴的框架式脉象模型慢慢在我脑海中清晰起来，脉势与人体的对应关系也慢慢清晰起来。太爷说必须切到一万人的脉象，才能对脉象有完整的认识，而此时的我，除了几年前同太爷一道看过几十上百个病人，切过一些病人的脉象，离一万人还相差太远。

我边看《脉经》，边想《诊脉心法》，边练习手的敏感度，然后记下自己对脉象立体框架式模型的构思。

我相信总有一天，我会切到一万个人的脉，我会使太爷的《诊脉心法》更加完美。

十六、中医路之社会调查篇

大一很快过去了，暑假作业是一篇社会调查。调查什么？如何调查？老师没说，只说随意进行，但开学要交一篇社会调查报告。

我坐在回家的汽车上，一边望着车窗外的远山，一边沉思着。

"要是能将这次调查与农村目前最热点的问题相结合就好了。"晚上吃饭的时候，我对父亲说。

"现在农村的年轻人都到城里打工去了，农村老人的赡养问题很严峻，我干兽医，经常到周边村里，碰到很多这种情况，有些老人非常可怜，既然你们要搞社会调查，不妨把农村老人的赡养问题作为调查项目，搜集这些问题，带到城里去，也希望有更多的人关注这个问题，这样才有机会解决。"父亲边喝酒边说。

"这个方向不错，我就以'农村老人的赡养情况'为题进行社会调查！"我接受了父亲的建议。

为此我设计了问卷调查表，采用我提问、对方回答的形式，而回答的内容由我代填，调查表共设计了大约三十个我认为有意义的问题。

我的调查首先从村里最远的十队开始。

当我走进十队时，眼前所见到的并不是一副热闹的情形。二十多户人家，有一半都大门紧锁，门前禾场上的草都有半米多高了，看上去根本不像有人住。

不远处的一棵大树下，有几位老人家正在乘凉。

我走上前问一位老奶奶："这村里为啥都大门紧锁？"

老奶奶说："年轻人都出门打工了，要到九、十月份割谷时才会回来一趟，队上就只剩下二十几个老骨头了。"

当知道我是医学院的大学生，又是老太爷的重孙后，老人们都围了过来，他们搬来凳子和桌子，我便开始义诊了。

看的第一个病人是一位老大爷，我切过他的脉后，告诉他："您寒湿过重，双下肢无力、沉重，夜间睡觉双腿发凉。"

"小伙子不愧为老太爷的重孙，说的很对！咋治？我可没什么钱啊！"

我有些犯难了，左右看看，突然看到禾场边的香樟树，好了，有办法了！

"老大爷，您各找一大把香樟树枝子和柳树条子，煎水后熏洗一段时间，应该会轻松很多，连续熏上半个月，病就好得差不多了。"

听完我的话，老大爷半信半疑地回家了。

第二位依然是位老大爷，脉象显示左关郁涩如豆，我按了按他的肝区，问道："您平时这儿疼吗？"

"真神了，小伙子，你咋晓得的啊，我这儿疼了好几年了！"

原来老人有胆结石病史，又没有钱做手术，就一直拖着。看着大爷暗黄色满布皱纹的老脸，我心里一阵难受。

"大爷，您看，咱村里不是有很多酸筒杆（酸筒杆根学名虎杖）吗？你就挖些根，切片后，配上几个鸡肫皮（即鸡内金）煎水喝，喝上一段时间会好些的。平时不要吃大油的东西，不要吃鸡蛋！"

我的话刚说完，第三个老人就抢着说："伢儿，我昨天砍柴把脚崴了，走路都不行，你可要帮我想个法子，要不我饭都吃不上了。"

我蹲下来看了看老人的脚，左脚踝部红肿，试着左右活动了一下，虽然疼，但没有明显骨折迹象。

"老奶奶，你家种土豆没？把土豆切成薄片，贴在脚崴了的地方，干了就换，多贴几次就能走路了。"

第四个、第五个……

我的问卷一份都没填，但意外地替在场所有的老人诊了脉。这些老人或多或少的都有慢性病，我尽我所能为他们提供了简单方便的单方或验方。

看着这些苍老的脸，看着这些布满老茧的手，再看着那些紧锁的门，我觉得我的问卷实在是太肤浅了，而他们眼中的期待已经给了我一份很好的答卷。

中医发源于民间，而民间也是最需要中医的地方！

暑假快结束的时候，我又专门去十队看望这些老人，受到了极其热情的接待。

这些老人都抢着拉我到家里喝茶,那位胆结石的老人非常高兴地说:"娃儿,按你说的,喝了一个星期后就不痛了,现在我每天还在喝。"我听了也很高兴。

这时候一位老爷子走了过来,我记得上次给他做了颈部按摩,还教他用草药外敷,不知道他现在好些没有。

老爷子拉我走到旁边说:"小伙子,我的脖子好多了,没有以前那么痛,头脑也清醒了很多。你是好样的,咱们农村就缺少你这样的小神医。没啥报答你的,我想给你个方子,这是我家祖传的治疗毒疮的外用方,效果可好了,你以后遇到长恶疮的病人就可以用上。"他边说边悄悄地递给我一张纸。

我正准备伸手去接,旁边一位老奶奶却伸手把我拦了下来。老爷子挥了挥手说:"老婆子,你干啥?儿子对这个又没兴趣,难道我们把这方子带进棺材里啊!小伙子人好,用得着,我们把方子给他也算是对得起祖宗了!"

我犹豫着接还是不接,老太太若有所思地看了我一会儿,接着她从老爷子手上拿过那张纸,塞到我的包里,"收好!小伙子,有时间多来坐坐,我们老了,儿孙都不在身边,你来了帮我们瞧瞧病,我们也高兴啊!"

"我一定会常来看你们的!"我答应着,心里有一种莫名的感动。

这时另外一个老奶奶走过来,我记得就是她上次崴了脚,"老人家,您的脚好些没有?"

"好了,好了,按照你说的办法,第二天就不痛了。也没啥感谢你的,你看这个你用得上不?"

我接过来一看,发现是一个手抄本,很薄,就七八页纸,书中记载了治疗上百种疾病的单方,随便看了一下。

"第十条:眼变赤,如兔眼,用桑叶,正好治。

第十一条:小儿惊,夜哭闹,舌尖红,灯心草。

第十二条:头痛生,气血滞,莱菔汁,滴鼻愈。"

……

我心中一惊,看来此书不可小视,"这是好东西啊!您好好留着,以后用得上的!"

"我们都不识字，儿女又不在身边，留着也没用，有用你就拿去吧!"

我无法拒绝老人的盛情，只好收下了。作为一个正在学习的医学生，我只是做了我应该做的，而他们却用心在回报我。这份礼物太沉重，我几乎承受不起了，我只能更用心学习，以期将来用更好的医术来为他们治愈沉疴。

直到今天，我仍然配合汤药使用老奶奶当年送给我的单方，我也时常用阴阳拔毒膏来治疗疔疮，多获奇效。每当这时候总会想起当年的那一幕。

我也会时常问那些远离家乡的年轻人，你们的父母身体可还好吗? 我希望能够提醒他们，多多地关注他们远在家乡的父母。也许当他们在城里打拼的时候，他们的父母正在病痛中苦苦地挣扎、呻吟……

假期很快过去了，我不仅以翔实的数据和事例作为依据完成了我的调查报告，也亲自治疗了不少老年人的慢性病，而且还收获了许多宝贵的经验。

传统的中医因其简、便、廉、验，在广大的农村有着较强的生命力，但目前扎根于基层的老中医越来越少，而年轻的中医又不愿意下基层，在基层中医的传播者越来越少。从这次调查活动中，我看到我未来的路，中医的根在农村，扎根基层才是中医发展的正途。

十七、中医路之静悟篇

进入大二后，开始学习《中药学》。书中大部分的内容太爷都曾传授给我，而且很多药材我都亲自采摘过，认识也比较深刻，学习起来非常轻松。但《中药学》的用药剂量让我十分困惑，大部分药材用量是"八九不离十"，即8克、9克、10克左右，毒性药物剂量更小，矿物类药物剂量稍大。

想起太爷治疗打嗝用柿蒂是一大把，估计至少有四五十克; 治疗咳嗽用枇杷叶也是一把，至少有30克; 治疗风湿，外用熏洗，一次就是一小捆，那可是几斤……再看看教材上的用量，是太爷用量过大? 还是教材上用量保守?

我带着疑问在图书馆翻阅书籍，一次偶然的机会，看到《医学衷中参西录》。作者张锡纯，字寿甫，河北盐山人，中西汇通派代表人物之一，出身于书香之家，自幼读经书，习举子业，两次乡试未中，遵父命改学医学，上自《黄帝内经》《伤寒论》，下至历代各家学说，无不披览，反对崇古泥古，故步自封，并崇尚实验。

他对药性的见解可谓入木三分，既没有像古人那样将药性说得玄乎，也没有像现代教材那样过于保守，结合临床案例论药性，让人很容易理解，也很容易掌握。生石膏、大黄、肉桂，一些普普通通的药材，在张锡纯的手中显示出各自神奇的疗效。黄芪配知母，取象如"云升雨降"之天地造化……

这是除太爷外我接触的第一位将药性与天地平齐的医家，我一口气将药性部分读完，一种感慨油然而生，这才是中医大家，没有一丝矫揉造作，也没有故弄玄虚，有的是对天地、对五脏、对药物的精辟论述……

书中提到"吸升呼降"调气法，我试了几次后，感觉大脑清醒了很多。由于初中时学校宿舍潮湿得厉害，我也患了风湿。按照张锡纯的调气法进行调气，不到五分钟，感觉双侧膝关节向外直透凉气，疼痛减轻，走起路来轻松了不少。

想起太爷临终时说过的话，"若能用自身之热散自身之寒……引导人体气机进行寒热对流，至稳至妥，邪去而正安……"我不禁对张锡纯更加充满敬意。

"医者要静心静坐，参悟医学道理。"这是张锡纯的学术思想之一。

为了深入了解静心静坐，参悟医学道理，我开始练习太极拳，在刚柔相济、阴阳转换中，让自己浮躁的心安静下来，感受空气从指间慢慢流淌，感受气机在体内慢慢运行。

也许古人生活在相对宁静的环境中，能感受到大自然的气息，能感受到气在人体经络中的运行。而身于一个医学生的我，为什么就不能静心体会到古人对人体经络的感受呢？

在打太极拳的过程中，我的气感明显增强，手指的敏感度也在增加。清晨练完功，可以体会到手上细胞在跳动，皮肤在呼吸。人体内一定存在类似如地磁场的东西！它们是什么？我高中时的疑问又回到我的脑海中。

在图书馆，我在医学杂志上看到生物场的研究论文。除了人，植物也存在生物场，它是通过一定生物电和生物磁形成的场。书上还描述到在人体周围存在着一种淡淡的光晕，随着生物场的增强而增强，当人体生病时光晕的颜色也会发生变化。

"取象于天地，类比于人身。"看到描写人体周围的光晕，我想到了地球，地球表面被一层大气包裹，从太空看地球，不也是有一层光晕吗？我不由得感叹古人的天人相应是多么神奇。

有一次无意中我将薄荷叶放在口中，一种清凉的感觉立即顺着足厥阴肝经传向脚部。我大吃一惊，这种感觉以前从未有过。我又品尝黄连，能明显感到顺着手少阴心经运行……

虽然当时还未学《针灸学》，但我在图书馆早就将十二经脉的走行记住了。我想，也许我通过练习太极拳，练习调气法，体内的经络敏感度增强了。但我疑惑的是，药物还没有入胃，没有消化吸收，其成分怎么能很快传到脚部，药物的成分是通过消化道吸收的，然后通过血液运行到全身？还是药物有一部分能量能在口中通过经络迅速运行到相应的地方？我所感受到的又是什么？

怀着许多疑问，我继续对药物进行品尝。发现凡是气重而味淡者走经络快，凡是气淡而味厚者走经络慢。

也许药物的生物场与人体某些脏腑的生物场相似，于是当药物进入人体后，药物的生物场便借助经络系统迅速输送到人体。

"不同的人，生物场能量不相同，如果两个人有许多相似的生物场，那两人碰面可能会感觉很熟悉……"

"生物场也应当存在相生相克，如果一个人的生物场正好克制另外一个人的生物场，那他们碰面，被克的一方就会有一种无名的紧张和恐惧感……"

"一卵同胞的双胞胎，他们的生物场有很多相似的地方，所以他们有很多无意识的相同行为，类似物理学的共振现象……"

"母亲怀孕时，小孩生物场会被其同化，所以母亲对自己所生的小孩有一种特别的亲切感，母子连心，纵然相隔千里，小孩发生意外，母亲的生物场也会受到波动，感受到小孩发生的事情……"

一下子我联想了很多很多，也许生物场正是我们解开中医经络疑团的开锁钥匙！

一个很大胆的想法立即浮现在我的脑海中，既然西医能够提取药物的有效成分，通过静脉直接输送到人体治疗疾病，那么中药为什么不能提取药材中的生物场或者复制出这种生物场，通过经络系统直接治疗疾病呢？如果能，那么再珍稀的药物都可以进行复制，只要有一个地道药材的样品（如虎骨），只要能提取其生物场的能量信息，就可以无限制地复制，珍稀药材老百姓也用得起了！

中医看病，仍然要辨证施治，仍然要开处方，只是最终进入人体的不是苦口汤药，而是一种能量，这种能量通过特定的穴位，直接进入人体，起效速度不一定亚于西药静脉给药！

于是在课余时间我广泛阅读有关生物场的书籍，而且同这些书籍的作者联系，了解他们对生物场的认识深度。再看看当时流行的哈慈五行针、周林频谱仪，这些没有辨证、能量固定的理疗设备，都能起到一定的治疗作用。如果换成有特定信息的生物场能量，通过辨证施治，采用经络输送，效果一定会更好。这种将药物与针灸完美结合的治疗方法，也许能发展出划时代的飞跃。

静悟使我产生了很多新奇的想法，对医学领域产生大量的质疑。可惜读书时的我，一无病人，二无资金，无法进行科学实验，只能将所有的构思写下来，今后慢慢实践。

十八、中医路之见习篇

中医学院本科学制五年，其中见习三个月，实习一年。见习是在大三的下半年，学校安排我们到下面的中医院去见习，看看中医如何治病，同时去药房了解些相关的中药知识，熟悉各种药材。我被分到一个小县城的中医院，带着对临床旧梦重温的期待，带着对小城的好奇，我和同学们出发了。

小城的建设比想象得漂亮。美丽的欧式一条街，让我们仿佛感受到北欧的风情，教堂式的堡顶，圆形的拱门，一一从我们的眼前闪过，让年轻的我们兴奋无比。我们一路欢呼歌唱，路过的行人无不驻足观看。

经过县人民医院时，我特地多看了几眼，气派的门诊大楼和高耸的住院部大楼，和省城大医院有的一比。

车在大街小巷里转了十几分钟，最后停在了一排破旧的房前。残破的外墙，灰暗的楼房，看上去完全是几十年前的建筑。

"这是什么地方啊？"我在心里犯嘀咕。

再仔细瞅瞅，在门边一个不起眼的牌子上看到了"门诊部"几个字。我的心不由得一凉，司机的话恰恰响起，"你们到了，这就是县中医院了。"

原来这就是中医院，想想刚才路过的人民医院，再看看眼前破败的楼房……

当时是星期天下午四点多钟，整个门诊部静悄悄地，走廊里没有一个病人。难道中医的市场真的如此萧条？如此古老而优秀的科学为什么并没有发出它应有的光彩？我心中忍不住有些不平，而周围的同学们也发出了一片抱怨声。

"同学们，这就是你们要见习的医院。别看它很不起眼，这个医院的儿科和内科在这个县城，甚至本省都有一定名气，不然学校也不会安排你们过来见习。希望你们在见习期间能够对中医有更深刻的了解，也能够对临床工作有一定的熟悉。"辅导员的一番话让还在低声抱怨的同学安静了下来。

既来之，则安之！既然来到这里学习，那我就应该尽我的努力来提高自己。晚上躺在床上，我给自己鼓劲，定好闹钟，我安静入睡，一夜无梦。

第二天早上正式到见习科室报到，我见习的是中医儿科。七点半我就收拾停当，早早地到儿科门诊外等着，咱先给老师留个好印象！

陆陆续续的，一些家长抱着或牵着小孩来看病了。看来辅导员说的没错，儿科在这个医院真的很强呢，但为什么老师还没有来呢？

等到八点过十分，才看见一个中年医生（后来知道姓王）走过来，他一边打着呵欠，一边忙着扣白大褂的扣子，嘴里还在跟旁边诊室的医生打招呼："嘿，老陈啊，今晚不要再拖我打牌了，连打了两个晚上，身体吃不消了。"

"不会是他吧！"我心里一紧，想起太爷说的，"医者须自律，如果一个医生不能自律，很难成为一个好医生。"

"咦，你是干什么的？"他走到诊室门口，看到呆立在那儿穿着白大褂的我。

"老师，我是中医学院的见习生，分在您这里见习。"虽然有些腹诽，我依然毕恭毕敬地说。

"见习啊，那你就见见吧！"他漫不经心地说。

病人一拥而入，围作一团。"闪开！闪开！排好队，一个一个来！对了，见习的，你去帮我买份早餐，随便什么都行。"

我无奈领命而去。等我的早餐买回来，王专家已经看了将近十个患儿。效率真高，我有些好奇，站在一旁，仔细观摩起这位专家看病。

一5岁小女孩，面黄肌瘦，王专家看了看眼睑，拔了根头发，看了看毛囊，摸了摸腹部，然后诊断：脾疳，治疗费30元。

一4岁男孩，晚上哭闹，睡觉不安，小便黄，体瘦厌食。王专家看了看眼睑，拔了根头发，看了看毛囊，摸了摸手心，然后诊断：心疳，治疗费30元。

一7岁男孩，头发焦黄，皮肤粗糙，大便干结，不吃饭，消瘦，诊断：肺疳，治疗费30元。

……

我看得目瞪口呆，再看看王专家，趁着家长们去交费的间歇，施施然地起身，在身后药架上用小勺从不同的药罐子里弄出些药粉，包成几包，放在一边。

"好了，这个给你，拿回家分成六包，连用六天，吃完后就会好很多的，歇一天，下周再来复诊。"只见王专家把不同的药包给不同的家长，几分钟搞定一批患儿。

接下来的几个患儿都是来复诊的，连治疗费都已经交好了，还省了王专家的事。还是那些药粉，分分钟搞定。更让人佩服的是，在看病的间歇，王专家还抽时间吃完了早餐。

患儿还真不少，一直看到近中午。好不容易闲下来，我当然要抓紧时间提问了，"老师，为什么所有的患儿都是疳积呢？"

"当然，五脏六腑皆有积。只是不同脏腑表现略有差异，而小孩子吃中药很困难，所以直接用药粉冲服，效果会好很多。但是配方是秘密，不能外传！"

王专家似乎很耐心地对我解说。

"咦，看不出来啊！"我在心里暗忖着，抬起头来仔细打量起那些不起眼的小药罐子。药柜共四层，每层十六个药罐子，居然每个药罐子都有标签，这就难不倒我了，我拿出纸和笔，准备把药名抄下来。

王专家一眼看出了我的想法，他笑着摇了摇头说："小伙子，抄也没有用的，这些标签是糊弄人的，山药罐子里放的是当归粉，不信你打开来闻闻，想偷我家传秘方的人至少有一百批了，你就别花心思了。"

看着他可恶的笑脸，我气不打一处来，而且心里还有几分尴尬，"我是来见习的，又不是小偷，这样的老师真是差劲。"我心里想。

快下班的时候，又来了一批患儿，说是从很远的地方专程找王专家看病。

我本来以为王专家会很不耐烦地赶走这批病人，要知道五分钟前他已经换好了白大褂，洗好手，准备下班了。没想到王专家转身穿上白大褂，又开始给患儿看病了，并没有我想象中的不耐烦。

老师没走，我自然也不能走，但这么一耽误，下班的时候已经十二点半了。

王专家锁门时转身看见我，他似乎有点惊讶，"你怎么还没有下班，回去晚了当心没有饭吃。"

"老师，我是来见习的，病人没有看完，我自然不能下班。"我理所当然地回答。

王专家愣了一下，"你小子，看不出来啊！下午我休息，你不用来了。你从我这儿是学不到什么东西的，明天你也可以不用来了。"说完，他很轻松地走了。

留下我在那儿发愣，怎么会遇到这样的老师！不管他，明天我该来还得来，我就不信从你这儿学不到东西。

回到寝室，同学们已经吃过了，正在兴奋地讨论上午看到的病人。而我的心情却很低落，不想说话，只是捧着凉了的饭菜坐在一边，没滋没味地吃着，听着他们的讨论。

队长正在大谈内科的李主任，"好家伙，李主任真是我的偶像！今天上午有个病人刚走进诊室，还没有开口说话，他就吩咐我开胃镜申请单，问过病人的姓名后，就让他去做胃镜了。真神啊！胃镜报告就是胃溃疡。我到现在都想不通为啥他就知道这个病人是胃病呢？"

"望而知之谓之神！看起来这个李主任的确有两把刷子，有机会一定要见识一下。"我想。

如何才能让专家接纳我？如何才能在儿科门诊学到真正的本事？明天情况会不会好转？

第二天早上，依然是七点半，我等在儿科诊室的门口。没有迟到的王专家看到我时，面无表情，只是打开门，让我进去，一天的工作开始了。

一切的诊治过程和昨天相似，但是今天的治疗费单子是我开的。又是忙到十二点半，没有交流，我们各自回家。下午王专家照常休息，我闲不住，跟着在药房见习的同学，一起到药房抓药。

时间过得真快，开了一个月的治疗费单子，观摩了一个月王专家看病的过程。虽然他什么都没有讲，但是我深厚的中医理论底子帮助了我。

我对于五脏六腑之疳积不同的临床表现有一定的理解，也能够对患儿的疳积做出正确的判断，而王专家仍然是那副表情。

平时没有病人时，我也会去看看那些药罐子，有时候会把药粉弄出来看看，闻闻，甚至尝尝，王专家没有什么反应，他只是一言不发地看着我做这些事情。

通过看、闻、尝，一个月来，大约一半的药粉，我知道了它们的具体成分，山药粉、茯苓粉、白术粉、连翘粉、当归粉、莲子粉、石膏粉……

慢慢地我习惯了这样的上班模式，心情也平静了很多，并且拒绝了队长让我到住院部见习的建议。我决定把这三个月的时间都用在儿科门诊，反正每天下午我可以到药房和其他的科室去学习。

某天下午，在内科见习的同学回来后说李主任今天下午要带他到山上去认药材，问我们有没有兴趣一起去。每次在门诊看到和善的李主任都只是匆匆而过，没有机会同他交流，现在有这个机会，当然不能错过。

近距离地接触李主任，他那慈祥的面容和温和的微笑让我不由地想起太爷来。李主任也是中医学院毕业的，只不过是函授班，对于没有能在学院正规学习，他心存遗憾。所以对我们这些中医学院的后学，他有着殷切的期望。他希望我们的见习能够有所收获，也希望我们通过见习，能够对中医真正地产生兴趣，所以他专门抽时间带我们上山熟悉药材，一方面可以和我们多些交流，另一方面也让我们认识一些野生药材。

一路上，李主任把他从医多年的心得一一告诉我们，而通过他的讲述，我更加坚信他是一个和太爷一样的真正的中医。

走到半山腰，李主任指着一株紫色叶子的植物问道："同学们，谁认识这是什么药？"

植株外形似薄荷，茎呈四棱形，有长柔毛，叶片为紫色，闻起来没有薄荷的清凉味道，但有种奇怪的辛香味。我捻了一片叶子边闻边想。

"薄荷！"一个同学已经迫不及待地喊出了心中的答案。

"不对。"李主任摇头否定，他鼓励地看着我们。

"紫苏！"我接着说："这是发汗解表、行气宽中的紫苏，紫苏叶、紫苏梗分开入药。"

这药在我小时候太爷带我上山采过一次，但许多年没有去采药了，居然不太熟悉了。

接下来的时间更像一堂中药学的临床实践课，车前草、小蓟、大蓟、白茅根、土大黄、何首乌、忍冬藤、路路通、麻黄……

一味味草药的药性、功效、归经、最佳采集时间、炮制，再加上临床应用，李主任信手拈来，言语生动。

这让我不由得想起了当年太爷带我满山采药的情形，连平时一直抱怨中医枯燥无味的几个同学也听得兴趣盎然。

"这是什么药？"李主任指着一棵一人多高的灌木问道。

大家都不说话，看着我，因为一路上看到的几乎都是我认识的药材，大家便把目光集中在我身上，而李主任看向我的目光也多了几分期待。

草质藤本植物，叶茎略带白色，密生有节的长柔毛。我反复在脑海中搜索，在老家肯定是没有见过的，那么书本上呢？似乎教科书上也没有。我没有一丝印象，只能摇摇头。

"这就是白英，性寒，味甘，有小毒。功效清热解毒，利湿消肿，抗癌。这可是抗癌的良药！配伍蛇莓、龙葵、白花蛇舌草等药，用于肺癌和胃肠道癌肿的治疗。可惜啊！这么好的药没有人采集，现在药房里用的大部分都是人工种植的药材，野生药材生长周期长，产量小，采集慢，所以价格偏贵，医院不愿意采购，而人工种植的药材常常为求速生而忽略了质量。有时候为了给病人治病，我会亲自上山采药，但限于精力，只能帮帮那些患大病和重病的人……"

李主任的一番话，让我沉思良久。随着市场经济的冲击，急功近利者日多，野生药材品相不好，不够壮实，且采集不易，有时候采药连工钱都挣不回来，所以人工种植的越来越多，收益是高了，但药效却下降了。国家应该制订相应的制度来规范中药材质量的管理，保障群众用药的安全和有效。

今天，我治疗癌症病人仍然会用到白英，而每每此时，我都会想起慈祥的李主任。再看看国家现在实行的GAP（中药材生产质量管理规范），我不由地感叹：国家正在为中药种植标准化努力，而我们学中医的人，对中医的研究岂能放松和懈怠！

在返回的路上，我想起了队长在见习第一天遇到的胃病病人，就忍不住问李主任："为什么病人一进门就知道应该让他做胃镜呢？"

李主任笑着说："这个并不难，这就是中医诊断学四诊中的望诊。病人一进门，右手捂住上腹，鼻头色青带黑，自然要考虑慢性胃病！"

我点头不已，望诊的重要性太爷早就教过我，但是我还是不能熟练运用，看起来以后要多加练习了。回到寝室，我把下午李主任所讲的，我所不知道的，都记在了笔记本上，太爷说过好记性不如烂笔头。

每天早上，我都会在七点半准时出现在儿科门诊诊室前，慢慢地王专家不再面无表情，他会在忙碌时让我帮忙配药，按着他的指示，我从不同的罐子里取出不同份量的药粉。虽然依然有几种药粉我不知道是什么，但比起最开始的毫无头绪，现在我已经有所领悟了。

有一天上午不是很忙，我和王专家相对默然。

我翻着书，王专家看着我，他突然间开口问道："你真的那么喜欢中医？这么久还能坚持下去？"

"是啊！我太爷在我4岁的时候就开始教我学中医了，我的理想就是当一个好中医！"

"我跟你不一样，我并不想当个医生，只不过我家世代行医，到我这一辈，就我一个传人，所以老爷子逼着我记下了祖传的秘方，不过也幸好靠它，我能混碗饭吃。我没有上过几天学，现在在医院上班，也是因为在当地小有名气，医院聘我每天来坐半天诊，看到你，我觉得很有意思，我没有想到有人会这么喜欢当医生，对了！你将来不会留在我们这里上班吧？"

"应该不会，我的理想是回老家当医生，能够为老家的病人治病。"

"那就好，说实话，我挺欣赏你的。我的方子，你也偷得七七八八了，小子，你还挺厉害的。"

我不好意思地笑笑，说实话，在这儿待了快三个月，除了几味药粉还不太清楚外，其他的药粉及治疗时各自的比例，我已经记下来了。假以时日，我想我应该可以灵活地应用了。

"告诉你吧，你尝不出来的那几味药粉，都是复方的，所以你的舌头还是不够灵啊！不过好人做到底，我今天把那几种复方成分告诉你，不过你可不要来抢我的饭碗啊！"

我有些诧异了，我不知道该说些什么。王专家一直知道我在偷师，但一直什么也没有说，现在还要把秘方告诉我，我觉得我有些误会他了。

"小子，我老爷子知道我不是学医的料，临死都闭不了眼，他遗憾我不能把祖传的方子发扬光大，说实话，我也就是个照方抓药的江湖郎中，也只能靠祖传的方子混碗饭吃，把祖宗的东西发扬光大还要靠你们这些读过书的大学生，所以我把方子给你，不光希望你运用于临床，也希望你能深入地研究它……"

在儿科门诊的最后一段时间，王专家开始系统地指点我，帮我将偷师所得的零零碎碎的东西，完整地串在了一起。

在见习结束返校的路上，回头望着我待了三个月的中医院，心里真是思绪万千，除了感慨，更多的是不舍，舍不得慈祥的李主任，也舍不得被迫学医的王专家，还有这里的山，这里的水，这里的病人……

十九、中医路之中药篇

　　大四下学期，大部分课程都已结束，同学们都在为大五的实习做准备，为能分配到好的实习医院而努力，而我心里总觉得少些什么。虽然四年来，中医、西医课程各学了几十门，但中药的炮制太爷没有教我，学校也没有教，还有中药制剂学、中药鉴定学这些中药专业主修课程，我们学中医的都未沾边。难道作为一个中医大夫，就没有必要学习这些课程？

　　在朋友的引见下，我见到了中药教研室的陈教授，陈教授给我的第一印象是智慧型的人物。交谈中我谈到了目前中医系所学的课程和我的一些想法。

　　陈教授十分肯定地说："目前中医的培养方式确实存在一些问题，中医人员懂医不懂药，药学人员懂药不懂医，这种情况十分普遍，药学虽然没有医学复杂，但这里面又是一番天地。"

　　我说："那我可要拜您为师了！"

　　"这拜师酒你可得先请！"朋友说道。

　　"如果你想学，这两本书你回家看看，不懂的可以问我，酒就不用请了！"陈教授一边说，一边给了我两本书，一本《中药制剂学》，一本《中药鉴定学》。

　　"中午我请客，一起吃个便饭。我这个学中医的也正好向您多请教中药专业的问题。"我一边接过书一边说，同时给朋友使了个眼色，希望他帮忙说话。

　　我们一行三人来到食堂，在二楼学生餐厅的包厢，叫了几个小菜和几瓶啤酒。陈教授喝了口啤酒，开始讲起了中药现代化。

　　"由于汤药入口很苦，病人难以下咽，改变中药的入口问题，一直是药学研究人员关注的问题。在口感良好、疗效增加、副作用减少的总原则指导下，中药现代化取得了很多成绩。古人将药材粉碎后加上蜂蜜，做成蜜丸，就是一种办法。现如今就粉碎技术而言，已有了质的飞跃，超微粉碎技术能使药材粉碎达到细胞级，药物的有效成分能够得到彻底释放；微粉后制成蜜丸，疗效也有很大的提高……"

陈教授看我这中医系的对药学有这么浓厚的兴趣，继续说："由蜜丸改进成浓缩丸，不仅改变了传统蜜丸粗、大、黑的特点，服用量也减少了，达到了服用方便、口感良好、疗效增加的特点，糖尿病病人也可以安心服用；还有颗粒剂，不用煎煮，开水直接冲服，给病人服药带来很大便利；β-环糊精的包合技术，将有异味或易挥发的成分包合起来，既改善了口感，又增加了难溶性药物的水溶性，增加药物稳定性，提高药物生物利用度，降低药物的毒副作用；还有中药透皮吸收增强剂的研究和运用，增强了外用药物的利用度，临床疗效也得到了提高……"陈教授如数家珍地谈论着中药现代化，让我的视野大大开阔。

"可是据我所知，中成药的质量控制一直是个很难解决的问题？"我插言说道。

"你说的没错，现在为了使中成药的质量可控，质量标准更具有科学性，目前的指纹图谱技术正好可以解决这些问题……"陈教授描绘出一幅中药现代化的美丽画卷。

我心里一直有困惑，中药的粉碎技术、除味技术、增强吸收技术都在取得成绩，那有没有想到整体提取中药中的生物场，而不是分离提取中药中的单体成分，中药材中也应当有整体观，也应当有阴有阳，孤阴不生，独阳不长，中药提取到单体成分后，中药的偏性肯定发生了变化，那中医的辨证用药又如何体现呢？

我得好好看看这些书籍，我暗下决心。我利用一切可以利用的时间，很快看完了陈教授给我的两本书，对膏剂、糖浆剂、胶囊剂、丸剂等都有了大致认识，但要制出成药来，还是没把握，况且很多问题还想不明白，这里面的学问还很深。于是在周五下午，我找到陈教授，想向他请教一些问题。

来到他的实验室，陈教授正在教学生使用高效液相色谱仪，看我过来，非常高兴，"书看得怎么样？"

"看完了，不过疑问很多。"

"说说看。"陈教授安排好学生，将我带到隔壁的办公室。

"一个拟定好的处方，如果要制成浓缩丸，生产工艺中一部分药材需要提取浸膏，一部分药材需要粉碎，这其中什么药材提取，什么药材粉碎，如何确定呢？"

"嗯，书你还是看进去了！一般情况下，成分容易破坏的和容易挥发的药材就粉碎，粉性足的药材也可以选择粉碎。这些都不是绝对的，还要看什么处方，最终制成多少成品。比如：六味地黄丸中山茱萸一部分煎煮提取浸膏，一部分与山药粉碎成细粉；三黄片处方中一半大黄粉碎成细粉，剩余一半大黄乙醇加热回流提取。"陈教授边讲边用手比画，我是学中医的，看来把一个有些复杂的药学问题三言两语给我讲清楚，的确有些困难。

"这样吧，我只要有实验就叫你过来帮忙，你也可以理论结合实际，边操作边学习。如果以后到大医院上班，制剂学基本上可以不用学，但如果你到社区医院上班或者自己单干，学习中药制剂学和中药鉴定学是非常有用的。"

"书上得来终觉浅，今天正好我在搞一个膏剂的小试，你过来看看。"

陈教授给我讲解真空浓缩提取浸膏的过程，从来没有接触过浸膏是什么东西的我，看到黏黏糊糊的浸膏，我总误认为是糖浆。陈教授一边纠正我的错误，一边讲浸膏和糖浆的区别，在他看来中药系绝对不会出现的问题，在中医系身上出现了，看来中医专业学习一些基本的中药专业知识还是很有必要的。

在接下来的两个月里，只要有实验，陈教授总打电话给我，让我过去观摩，有时也帮些小忙，动手操作，从制作艾条到蜜丸、浓缩丸的加工，还有胶囊填充板的使用等，陈教授手把手教我。同时只要有机会，他就给我讲中药材的鉴别。

"中药材可以从形状、颜色、气味、表面、质地、断面来鉴别，传统的鉴别方法有一看、二闻、三尝，还有水试、火试，通过这些办法基本上都可以鉴别出真伪来。"

"不同的药材，往往有其独特的外形，而且这些外形特征一般较为固定。如野山参'芦长碗密枣核丁，锦皮细纹珍珠须'；党参'狮子盘头芦'；黄连形如'鸡爪'；天麻头如'鹦哥嘴'；防风根头如'蚯蚓头'；海马则是'马头蛇尾瓦楞身'；粉防己形似'猪大肠'等，皆取其形。观察药材性状时，如系干燥皱缩的全草、叶、花类等药材，应先用温水浸泡，待其展开后再观察……"

"各种药材多有不同的颜色，如黄连、丹参、紫草、乌梅、青黛、白芷、红花、金银花、牵牛子，皆取其色。药材不同，加工方法不同，贮藏时间不同，都会影响药材的颜色……"

"气味包括气和味两方面，含挥发性物质的药材，多有特殊的香气，如阿魏、丁香、鱼腥草、败酱草、鸡矢藤皆有嗅之难忘之气；对气不强烈的药材，可将其切碎或用热水浸泡后再闻。而辨别药味则需口尝，乌梅酸、龙胆苦、肉桂甘辛、干姜辛辣、细辛麻等。口尝药材时，至少要嚼一分钟，才能准确尝出味道；对具刺激性及有毒的药品不能尝太多，尝后立即吐出，并漱口、洗手或嚼食甘草等，以免中毒……"

"检查药材表面是否光滑或粗糙，有无皱纹、皮孔或毛茸等。如白头翁根头部的白毛（叶柄残基），羌活环节紧密似蚕，金毛狗脊表面密生金黄色毛茸，白芷有唇形皮孔等，都是重要的鉴别特征……"

"质地指药材的坚硬、松软、致密、黏性、粉性等特征。如南沙参因质地泡松而称为'泡沙参'，粉性强的有粉葛根、天花粉、山药等，质坚硬者如穿山龙、郁金……"

"药材有易折者，有不易折者。自然折断之断面，有粉性者，如山药；有纤维性者，如黄芪；有胶丝相连者，如杜仲；有平坦而粉性者，如牡丹皮。不易折断，或断面不平坦者，可用刀横切后观察，特别是切制的药材饮片，切面的特征更显重要。如广防己之'车轮纹'，乌药、羌活、黄芪之'菊花心'，川牛膝之'筋脉点'，山奈之'缩皮突肉'，茅苍术之'朱砂点'等，都是形象的鉴别特征……"

"火试、水试是中药传统的经验鉴别方法，具有简单易行、迅速可靠的特点，利用某些药材用火灼烧后产生的特殊现象，如气味、颜色、烟雾、响声等，或是在水中的变化，如颜色、形状等进行鉴别……"

"对一些外观形状、颜色相似的中药或是掺伪品，利用火试、水试的鉴别特征就非常容易识别其真伪优劣……"

"如沉香燃烧时发出浓黑烟，香气浓烈，并有较多油状物渗出；若香气弱，有松脂样气则为伪品；水试法入水后沉入水或半沉入水，伪品则不沉入水。将苏木投入热水中，水呈鲜艳的桃红色，加醋于水中变成黄色，再加碱又变成红色。海金沙易点燃发出爆鸣声，并有闪光，无灰渣残留，若有残渣则为掺伪品；水试质轻，漂浮于水面上，稍静置并晃动也不下沉，若有沉淀或水变色混浊则为伪品或掺伪品……"

"青黛用微火灼烧，有紫红色烟雾产生，若无烟雾则为伪品或掺伪品。放入水中，漂浮于水面不下沉，水溶液无沉淀，若有下沉或有沉淀则为伪品或掺伪品……"

"蒲黄火烧易燃，若掺伪则易熄灭。放于水中漂浮于水面，水不染色。若水显混浊又变色，水面部分沉入水底或在漂浮物中可见纤维状物则为掺伪品。"

"菟丝子用热水浸泡，表面有黏性，掺有杂质的肉眼可直接看到，加热煮沸 5~10 分钟，则可见白色卷曲状丝状物，形如吐丝。若质坚，煮沸无变化则为伪品。"

"红花浸入水中，水染成金黄色。若有沉淀或有油状物，或水液有甜味则为掺伪品。"

"黄芩放入冷水中稍振摇，水色无明显变化，若水色立即变黄，则为掺伪品或伪品。血竭少许置白纸上，用火烘烤熔化，则有黑色痕迹残留；取颗粒直接燃烧则发出黑烟，并有呛鼻气味（苯甲酸气味）。若在白纸上为红黄色、有扩散的油迹或燃烧具松节油气则为伪品。秦皮加热水浸泡 10 分钟，浸出液在日光下可见碧蓝色荧光，若无荧光则为伪品。冰片燃烧时产生黑烟或浓黑烟。若不易燃烧或不燃烧则为掺伪品或伪品……"

陈教授就这样将自己丰富的中药知识慢慢教给了我，我唯一能报答的就是做一个懂医而又懂药的好学生！

几年后的今天，当我运用当年陈教授教给我的知识鉴别中药材时，才发现中药材的确存在很多质量问题。

通草：掺假多用明矾、加重粉（硫酸镁）处理通草，然后晒干。掺假的通草质地发硬，味道有的涩，有的无味。为了逃避鉴别，掺假者甚至将掺假的通草切成小段或碎段，掺在正品中出售。

制首乌：掺假者将红薯切成小方块，加工成黑色晒干，口嚼时有焦糖味、红薯味，此为红薯干。圆片型的假制首乌是掺假者用大黄加工而成。

白附片：掺假者用红薯或土豆加工成形状相似的片形，晒干熏漂而成。鉴别：一看，假的药材周边有明显的刀切及加工的痕迹；二尝，假的白附片无麻口味，为红薯味。

羌活：掺假者用东北产的马尾独活，切片加工而成。鉴别：真品有菊花心，油性足，有特殊的香味。采购时最好进原药材（没有切片的羌活），用时随手切一下就可以了。

当归：切片的当归常掺独活片。凡片形大、色白、味甘者多为独活。

延胡索：延胡索个子掺假少，掺的多是大小差不多的砂石。延胡索片掺假的很多，多为山药种子切成两半，加工后掺入。有的为了防止辨别，直接将掺假的延胡索打成粗粉出售。

海金沙：掺假者将建房用的红砖打成细粉掺入，当我用水试法鉴别时，水下一层红砖粉，的确让人很痛心，病人原本是想治疗结石，结果服用的却是细砂粉。

白及：切片白及掺假的很多。质地疏松的为发芽长苗后剩下的白及母体，药力达不到。鉴别：口嚼后有无粘牙感，真品非常粘牙，假的不粘牙。

半夏：黄柏煎水煮延胡索，最后用矾制，这就是造假。凡个体偏大、大小均等者大多为延胡索加工而成。

沉香：假的也很多，用枯木喷上沉香油就是所谓的沉香了。

茯苓：造假者用淀粉加工而成，鉴别时用开水煮，很快糊汤者为假货，真茯苓很难煎透。

菟丝子：掺假者用紫苏子代替菟丝子。鉴别：用放大镜观察，每粒菟丝子均有肚脐状的凹陷，假的没有；用水煮，可以观察到菟丝子吐丝发黏。

五味子：造假者将未成熟的野生葡萄（产量很大）晒干后染色而成，伪充北五味子。

威灵仙：市面上切成段的很多是假货，真的威灵仙铁骨铮铮，假的根系发软。鉴别：找到正品的根头部，仔细观察，再看混杂的细段，就知道假的含量多少了。

柴胡：掺假手段太多，其中我见过的有掺柴胡的茎（含量较低）、掺泥土（柴胡水洗时可以洗出大量泥沙）、掺向日葵的秆（切成细段掺入）、掺棉花梗……

龙骨：市面上出售的龙骨很多是假的。造假者用石灰加矿物粉制成骨头模型，煅烧成型后，打碎，伪充龙骨。

龙齿：假货有多少，卖药人最清楚了。

桃仁：细心观察，经常会碰到假的，掺假者用杏仁当桃仁，大杏仁基本上都当桃仁在卖。两者的鉴别要点：杏仁一头大一头小，形如心，桃仁两头相差不大（相对于杏仁而言），我简称"二愣子"。

川牛膝：大多用牛蒡根掺入。

鹿角霜：有的用假龙骨敲碎后当鹿角霜出售。

猪苓：由于价格偏贵，造假者经常加加重粉。

龙胆草：掺假者用牛膝须切成段掺入。写到这里，想想四大苦药之一的龙胆草，它居然是甜的！

砂仁：好的砂仁为阳春砂，掺假者掺入其他劣质砂仁。阳春砂呈圆球形，纺锤形的为劣品，达不到药用效果。

乌梅：纯真货比较少，掺假者用野生毛桃，醋泡后晒干掺入。

全蝎：掺盐、掺加重粉的很多，1000克全蝎，掺了400~500克盐，能有疗效吗？

穿山甲：俗称甲珠，掺盐或加重粉。本人做过实验，将200克甲珠水泡洗后晒干，只剩下110克了，也就是说掺了45%的盐和加重粉。哺乳期妇女还真不敢用这样的货！

皂角刺：俗称天丁，市场上假的多用野蔷薇的茎切成段（上面有短刺，黄亮色），长疮的病人用100克也没用！

吴茱萸：假的为一种形相似的植物种子外壳，具体是啥我也不清楚，只知道嚼在口中没有味道。一老中医开吴茱萸汤，吴茱萸从15克用到50克，病人病情依旧，老中医还以为自己辨证错误了，病人将药拿到我这里代煎，我发现里面的吴茱萸全是假的。

海马：肚子里究竟装了多少东西，掰开后才知道。

黄芩：将野外的树根（细的）切成段，染色后充野生黄芩。鉴别：真黄芩用水揉搓后，其色不退；假的揉搓时水变成淡黄色，最后药材发白，为树棍。

生地黄、熟地黄：只需放在口中嚼嚼，就知道它含有多少泥沙了。

蝉蜕：造假者将泥浆水泡蝉蜕晒干，让蝉蜕脚和壳里面沾上泥，增加重量。

白术：用土炒或麸炒都可以，但白术因含水量高，炒后焦黄色，断面焦黄。一般 1000 克只能炒到 700 克左右。药商为了防止炒后减重量，炒得很浅，用焦糖染色，表面焦黄色，断面白色。

仙茅：造假者用细白芍根，焖黑后加工而成。

……

现如今，我每天都在运用陈教授教给我的中药鉴定方法，没有这些知识，我还真的无法为病人把好药材质量这一关。

冬天，我建议病人服用膏方治疗慢性虚损病时，我就会想起陈教授当初手把手教我制膏剂的情形来。他严谨的治学态度，让我终身受益！真的很感谢陈教授！

二十、中医路之实习篇（上）

一切如计划般进行，没有任何波动。

大学第五年，我们正式进入了临床实习。我并没有像其他同学那样努力争取留在省城实习，而是选择了离学校最远的一个实习点。那是省城西部的一个山区城市，我一直认为中医的根在基层，在我的潜意识里总想寻找中医的根！

第一次到离家很远的地方，第一次乘坐长途火车，第一次正式与临床亲密接触，这次实习包括了我人生中的许多第一次。

带着父母和老师的反复叮嘱，我们这个人数最少的实习队出发了。夜行的火车穿过了一个又一个山洞，很快我就迷迷糊糊地睡着了。

细雨蒙蒙的早晨，我们到达目的站。出站后，租辆小货车把行李拉上，站在小货车的后车厢，一路凉风将我的睡意和疲劳都吹散了，被雨打湿后的空气显得格外的清新。

这座城市呈狭长的带状，两侧的高山围绕着中间的城市，城市有两条主干道。实习医院所在的干道一旁是一条河，水泥河道显然经过修整，河水很浅但极清。河岸的两侧都修建了花坛，每隔 50 米左右就有一个历史人物的雕像，或者童话、寓言、故事人物雕像。

美丽的城市，细雨蒙蒙的早晨，再加上一个寻根的我，感觉非常惬意，我一下子就喜欢上了这个城市！

实习医院是一所综合性三甲医院，无论规模还是基础设施，见习医院都不能与之相提并论。但是对于学中医的我们，能够选择的中医实习科室只有中医科和中西医结合科，委实少了些。我们大部分的实习科室都是西医科室，这种实习方式与想象中的有很大的差异。

综合性医院的中医科我从来没有待过，但现在每天在中医科的住院部跟着主任们查房，总觉得少些什么。查房时主任所讲的基本上都是西医内容，只是针对每个病人在结尾时补充一句："这个病人可以打打丹参，改善改善血液循环！""这个病人可以打打黄芪，补补气，提高一下免疫力！"

丹参、黄芪成了万金油，几乎所有病人都在用。切脉的场景少见，中医的辨证分析过程几乎不讲，传统的中医在这里被浓缩成大病历里一段格式化的辨证分析。中医已经被西医化，我有些无奈，却无力改变，我后悔当初实习地的选择了，但很快我就开始庆幸！

医院门前的河道是个小市场，各种各样的商贩集中在此，周末是最热闹的。周末我最喜爱的休闲就是逛逛卖草药的摊位。药农们将药材摆出来出售，由于附近就有大山，这里的药材几乎都是药农自己在山上采的野生药材，生长时间长，非常有特色。

一个五十多斤重的天花粉足足有半人高，当时我还以为是树桩，药农说是天花粉，我心里大吃一惊，凑近了仔细看，果然是天花粉。好家伙，这家伙够大的！小时候在太爷的带领下，挖的天花粉也只有红薯大小。还有七八斤的何首乌、盘子粗的鸡血藤、筛子大的灵芝……这大山可真是宝地啊！

有一家药摊与众不同，也吸引了我的目光。别家的药都是整个卖，而他的除了整个的样本，大部分都是切成小片状的药材。我好奇地走过去与他攀谈。

"药材是用来治病的，你看，那么好的天花粉整个出售，一个就要卖几百块钱，真用它治病的老百姓不会买，一则贵，再则也不能用单药治病，多余的就浪费了。药材是救人的，不是玩家们的收藏！"

"所以您就切开了卖？"

"是啊，切开了，病人想买多少买多少，虽然挣钱少些，但是能让生病的人吃上好药！"

"药房、医院、诊所这些地方可以买整个的回去加工切片卖啊！"

"太贵了，你想整个天花粉卖几百块，再切片晒干什么价了。这整个的只是卖给那些收藏的人回家观赏！"药农朴实的话语让我倍感亲切。

我不由仔细打量起来，衣着朴实的中年人，面色黝黑，面容像他的衣饰一样并不起眼，布满老茧的双手应该是常年采药的印迹。

一番交谈之后，药农老张知道我是中医学院的学生，他马上兴奋起来。

"乳腺增生书本上有没有讲咋治啊？"

"乳腺增生这是个西医诊断啊！"

"是啊，我老婆前阵子到医院检查说是乳腺增生，花了不少钱也没有治好，我想弄点中药给她吃，但又不知道中医咋治。"

"乳腺增生，中医诊断乳癖，治法当从肝、胃入手，乳头属肝，乳房属胃，调理肝胃气血，应该可治。"

老张似乎有些失望，"那用什么药好呢？"

"你就用逍遥散作为主方，加上全蝎、三棱、莪术、生牡蛎、海藻、昆布应该有效。"老张一边听，一边在一本破旧的厚本子上记录。

老张的行为让我吃惊和好奇！一边聊着，一边看着老张卖药，时间过得很快，转眼就近中午了。小小的药摊前还有好几个买药的人，看起来老张是没有时间去吃饭了。我到附近买了几个烧饼，拿过来和老张分食。老张也没有推辞，看来也是真饿了。我们两个就坐在小摊前边吃边聊。中午时分没有什么买药的人了，老张就讲起他的故事。

老张是附近县里的人，自小就患一种怪病，每隔两三天就浑身胀痛，疼起来在床上打滚，中医、西医看了个遍，也说不出个所以然来，吃了几年药不见好。10岁那年，村里来了个道士，道士看了老张一眼，就说这娃先天不足，经络狭窄不畅，跟家人只有15年的缘分，想要保命，只能修道。

老张的父母舍不得独子远行，又不忍看着儿子日复一日地痛，就哀求道士寻个万全之策。道士沉思良久，说了个敲打经络的法子。当晚正好老张病发，道士找了个光滑的木棍，用力打老张周身，从上到下打了个遍。说来也怪，打一打，老张反而不疼了，只是身上起了很多包，第二天包消了也没有什么痕迹。

道士临走前叮嘱老张，不论刮风下雨，每天都要打上一遍，方能保性命。老张的父母千恩万谢，道士却叹了口气说："你们不舍得儿子，最终你们要离儿子先去！"

"15岁那年，我父母亲均无疾而终。"老张接着说："几十年过去了，我每天仍然在敲打周身经络，再也没有发过病，身体一直很好。这些年，我也收集了很多单方验方，也给人治了很多病，但是总想着能找到当年的道士，拜他为师。前几年听说道长就在这附近的山里，我就搬过来了，一边采药，一边继续寻找。"老张的话里既有几分叹惜，又有几分成就感。

"最近几年，我走遍这周围的沟沟凹凹，尝过数百种药材。有次摔在山沟里，以为自己死了，可躺了三天，醒来还活着，也许道士传授的敲打经络法救了我。你看，这些药都是我在神农架的深山里采的。"

"这都是些什么药，治什么的？"我看着眼前不认得的药材，忍不住发问了。

"这叫开口箭，药用部分为根茎，秋季采挖后切片晒干，可是治疗慢性咽炎的好药啊！"

"你看，这个是九连环，当地人称地苦胆，味道非常苦，书本上叫金果榄，是治肠胃炎症的好药。"老张如数家珍，一个一个讲了起来。

"这是上山龟，是治肝腹水的；这是血三七，治跌打损伤……"

老张停顿了一下，"来，看看神农架的四宝：文王一支笔、七叶一枝花、江边一碗水、头顶一颗珠。"

"咦，名字好奇怪啊！"我感叹道。

"这可是有故事的。传说当年周文王经过神农架时，对神农架的景色赞不绝口，于是一边饮酒赏景，一边吟诗作画，醉后不慎将笔失落山崖之下，从此山下就长出了这种奇药。"

"关于江边一碗水，也是有故事的。不过这个故事可是与我们中医的老祖宗神农有关了。相传有一次神农在崖边采药时，脚底下的石头松了，哗啦一声，滚下深沟，摔了个半死。等他清醒过来，觉得浑身疼痛难忍，口渴得要命，想喝点水，却又动弹不得。后来他勉强挣扎起来，爬到沟边，只见沟中流水浑浊不堪，腐草烂叶在其中散发出一阵阵臭味，令人作呕。神农叹了一口气，转眼一瞧，见沟边生长着几株像荷叶一样的草药。他爬过去一看，叶子里面盛着清亮的露水。神农捧着叶子一气喝个干净，顿时觉得身上的伤痛轻了许多，恢复了元气。神农大喜，把那荷叶形、开小白花的草药仔细尝了一遍，伤势就痊愈了。于是，神农给这种救了性命的草药取了个形象的名字，叫'江边一碗水'，同时也记下了它散瘀活血、止血止痛和治跌打损伤的功能。"

"没想到还有这么美丽的传说啊！"

"是啊，神农架的许多草药都有传说，这四宝更是具有传奇色彩……"

老张侃侃而谈，那些中药故事把我这个地地道道的中医学院本科生听得心旷神怡，看来有机会我一定要到神农架去看看。

下午临别时，老张告诉我他还有一个固定摊位，平时不进山就在那边摆摊，让我有空找他聊聊。

第二天中午，我把我的《中医基础理论》拿给老张看。老张兴奋地两眼发亮，十分激动地说："这本书我一直想看，但又买不到，太谢谢了！"

那时候不像现在，教材在普通书店里一般买不到。看到老张这么开心，我就说："这本书送给你好了，回去后我再到学校教材科去买。"

"我学中医是半路出家，没学中医的基础理论，所以很多东西想不通，有了这本书，太好了……"

在回来的路上，我想起见习时的王专家，再想想老张，心里沉甸甸地。一个不想学医，但被逼着学医；而另一个想学医，却没有机会正规学习，只能自己摸索和尝试。我们身边还有多少个这样的王专家和老张啊！

在以后的半年里，只要有空，我就到老张那儿坐坐，看看他刚从山上采的新鲜药材，听他讲讲山里的见闻，一同交流一些病的治法。老张也会给我讲讲他收集的那些确有疗效的单方验方。

对老张这些单方验方的疗效我存有几分怀疑，但很快事实便让我心服口服了。有次我牙痛得厉害，不方便煎中药喝，牙周灵、牙周康都吃了也不管用。去找老张聊天时无意中说起，他站起来倒了些药酒在药棉上，让我含在牙痛处，保证一分钟就好。

我半信半疑，含着药看着表，真的不到一分钟，牙就不痛了。

老张嘿嘿笑着问："咋样？"

我故意逗他，"不咋样，牙不痛了，牙床麻得不行！"

"不可能，我试过的。"老张一脸认真，准备弄个药棉含自己嘴里。

"好了，真的不痛了，也不麻，我骗你的！这是啥药呀？赛过止痛药啊！"

老张压低声音说："这可是个好方儿，用新鲜七叶一枝花配松香泡酒。"

"就这？"

"就这！"老张肯定地说。

从那以后，我都会把老张告诉我的单方验方认真地记在笔记本上，如同老张把我告诉他的一些用药心得记下来一样。

老张的药摊上总摆着一只搪瓷碗，里面有些黑色的干干的东西，也不知道做啥用的。有一次看见老张挖了些碗里的黑东西，放在火上烤化后，粘贴在牛皮纸上给病人疗疮，我才知道那是膏药。

老张说这是万应膏，几年前配的，专门用来治疗毒疮，效果不错。

"这东西好配吗？"我问道。

老张说："不好配，关键是药材不容易配齐，这还是几年前配的，就只剩这些了，过几天我还要再配一批。"

"你熬过黑膏药吗？"

"没熬过。"

"我熬的时候喊你过来看看。"

"那好。"

在回医院的路上，我想起了几年前社会调查时，十队的陈老爷子给过我一张外用膏方——阴阳拔毒膏。因为不会配膏药，所以方子一直都保存在笔记本里。这次正好跟老张好好学学熬黑膏药，顺便也把方子拿出来跟老张讨论讨论。

周日的早上如约到老张的摊子。老张交代旁边的人帮他看着摊子，然后带我到了他的家。那是几间临时租住的小平房，有个大院子，院子里支了一口大锅。老张从屋里提了一大壶香油，倒在大锅里，开始点火烧油。油烧开了，老张把早已打成粗粉的药材分批倒进油锅。

"先将油烧开，然后下药粉，边下边用槐树枝子搅拌，待药粉炸枯后，用滤勺将药渣捞起……"老张一边操作，一边给我讲解。

不到半小时，药材就全部处理好了。

"制黑膏药最关键的就是油和丹的比例。"老张一边称着油的重量，一边对我说。

"啊，什么丹啊？"我惊讶地问道。

"广丹粉，你们书上没讲吗？"

"没有！没有！"我一边帮着架油锅，一边回答。

"一斤香油四两丹，五百张膏药正好摊。现在有九斤药油，得下三斤六两广丹粉。"

老张从屋里提出一袋红红的药粉，称好了放进已开始冒青烟的油锅里，用槐树枝用力搅拌起来。

"搅的时候一定要顺着一个方向搅，这样膏药配好后才有黏性。"

看着锅里红红的如稀泥巴一样的东西，实在没有办法与黑膏药联系起来。老张看出了我的心思，笑着说："别看现在不像个样子，等会就成了。油与丹粉在高温下会发生剧烈的化学反应，反应完后就成膏了。"

"温度多高才反应呢？"

"这个没测过，大约再熬二十来分钟就会开始反应了。"

老张一边和我聊着，一边搅着药，过了二十来分钟，锅里开始出现大量气泡，老张赶紧把火退了些。锅内的泡泡越来越大，越来越多，突然间浓浓的黑烟夹着药味冲天而起，很快锅里的油就看不见了，只看见满满的一锅黑色泡沫，眼看要溢出来了。

老张立即把锅端下来放在地上，然后用槐树枝不停地搅拌，反应慢慢地停了下来，药沫中仍不时冒出白烟。

老张挑了一小团放入冷水里，用手捏了捏，说："好了，这就行了，配好的膏药要能成团，并且不粘手才行。黑膏药分老和嫩，太嫩的膏药贴在身上，取下时身上会粘上很多；但是太老了，又粘不住，很容易掉。"

趁膏药还未冷，老张加入冰片和穿山甲细粉，边搅拌边说："加上这两味药，膏药才能吸收快，效果好。"

"这就行了吧？"我问道。

"告诉你个秘密，膏药制到这步就能用了，但是如果你贴在病人身上，皮肤会起疱，有些还会破，人家会找你扯皮！"

老张接着说："这膏药现在火毒太重，要去火毒，去火毒的方法很简单，就是把膏药放在凉水中浸泡一周……"老张说完，顺手向膏药锅内加了半锅凉水。

看完了老张制黑膏药的全过程，我心里很感激。

接下来的时间，我就和老张讨论起我的阴阳拔毒膏。老张看后觉得方子非常好，于是我便抄了个副本留给他慢慢研究。

中午我们边吃饭边聊天，酒至酣时，老张豪情大发，要与我一醉方休，我因有事极力推脱。

老张大声说："怕啥，喝醉了大不了喝点葛花茶！那玩意，解酒好得很，保你下午没事。老婆子，把我的葛花拿出来泡上两杯。"

老张老婆端出两杯葛花茶。我一看感到很纳闷，这葛花和我记忆中的很不相同。小时候，太爷采的葛花都是淡紫色的小花，而这葛花大如牛眼，形似风信子，颜色是深紫色。

老张得意地说："这葛花你没见过吧，只有多年的老葛藤才能开出这样的花，这一带只有我能采到这样的葛花，你尝尝看！"

我尝了几口，头脑立即清醒了很多，"好东西！"我赞道。

"有兴趣的话，等到明年春上，我带你去看看那片葛藤，那花开得……"

"一言为定！"我举起茶杯。

"一言为定！"老张爽快地说。

……

二十一、中医路之实习篇（下）

在接下来的几个月里，我忙于实习和联系工作，找老张的机会少了很多，但仍时有联系。

不知不觉中春天悄悄地来了，有一天上午老张打电话给我，问我有没有兴趣跟他进大山里去看看那片葛藤林。我突然想起去年之约，兴奋地答应了。

周六一大早，我一身运动装，兴冲冲地赶到老张家。老张老婆看着我一身打扮直发笑，笑得我摸不着头脑。老张看到我的第一眼，也笑了。

"小余，你这是去干啥的啊？"

"跟你一起进山啊！"

"你这打扮倒像是去度假，你没有进过大山吧，大山里你这衣服可不行啊，来，我拿套衣服，你先换上吧！"

看着老张满是补丁却厚厚实实的衣服，我有些不好意思地换上了。

"山里气温变化大，路也不好走，沿途植物很多刺，衣服既要保暖，还要经得起刺挂。你这运动服在山里不到一天就会被扯烂，还是咱这'防弹衣'合适！"老张开着玩笑。

带上干粮和采药的工具，我们出发了。进了山，我就意识到老张这衣服的好处，一般的刺根本扎不进衣服，所以就伤不了人。即使有小刺挂在衣服上，扯下来就行，也不用担心衣服被挂破。

"这可真是'铁布衫'啊！"我边抖身上的小刺边和老张打趣。

走了四个多小时，慢慢看不到人家了。春天的大山里气温稍低，但一路走着，再加上保暖的"铁布衫"，并不觉得冷。

随着我们的行进，山谷中的溪水一路陪着我们，水声幽幽仿佛一首交响曲。那柔曼如提琴者，是草丛中淌过的小溪；那清脆如弹拨者，是石缝间漏下的滴泉；那厚重如贝斯轰响的，应为万道细流汇于空谷。

至于泉水绕过树根，清流拍打着卵石，则轻重缓急，远近高低，各自发出不同的音响。这万般泉声，仿佛被一支看不见的指挥棒编织到一起，成就一曲美丽动听的音乐。

在这泉水的交响乐之中，仿佛能够听到岁月的流逝，历史的变迁，生命在诞生、成长、繁衍、死亡，新陈代谢的声音，由弱到强，渐渐展开，升腾而成为主旋律……

路旁随处可见的草药大都还是那么熟悉，让我又回想起当年太爷带我采药的情形。只不过山不是那山，水也不是那水，太爷不再陪在我身边，而我也不是当初的懵懂孩童，不变的是那些熟悉的草药，它们好像在无声地记录着一代代中医、一代代药农的人生历程。

溪流的两旁长了许多水菖蒲，我和老张随便采了些。老张一边采药，一边指着对面山崖上的野葡萄藤对我说："看到没？那也是好药！"

"野葡萄藤在我的老家也有很多，我太爷告诉过我，这个药是祛风湿的，用于风湿热证效果很好。"

"野葡萄藤、八月札藤、猕猴桃藤，这三样配在一起可以治疗脉管炎、痛风，效果非常好。"

"你试过吗？"

"试过四五例，效果挺好的，我也是听一个采药人讲的。我救过他的命，他不会骗我的。"

我一边往随身带着的笔记本上记一边说："如果是我来治疗脉管炎，我会用四妙勇安汤，痛风我会选择三妙散加减。"

"你说的这方子，几年前我也用过，但效果没有这方子来得快。"老张十分自信地说。

"看！这是寻骨风，全身长着白黄色的细毛。"老张指着路边不起眼的一株草药对我说。

"这药我老家没有，我也没有见过。"

"可别小看了它，这药很有特点。大多治疗风湿的药都伤胃，而这药不仅能治风湿，还能治疗胃病。有次我上山采药，胃疼发作，疼得全身出冷汗，嚼了几片这药的叶子，胃就不疼了，这也是山下采药的告诉我的，效果没得说。"

"寻骨风！"我一边重复着药名，一边掐了片叶子尝了尝，淡淡的苦味。

"这药能治睾丸肿痛，效果也还行。"老张补充道。

"睾丸肿痛？前不久中医病房就有个这样的病人。主任当时开了天台乌药散治疗，没效。后来采用补肾通络止痛治疗，也没有搞定。难道这药可以治？"我一边沉思，一边习惯性地拿笔记下来。

"这是小伸筋草，我们这里产量不大，你能碰到也算运气好了。此药温肾止痛、疏通经络，用于风湿、寒性胃痛，也可以治疗毛囊炎。年纪大的人阳虚腰痛、腿抽筋，用小伸筋草、川花椒、川牛膝，放入猪尿泡中，炖后喝汤，效果很好。"

"这是翻白草……"

我们一路上交流着沿途所见的草药，彼此收获不少。我感觉中医的确需要交流，这样才能够相互学习，共同进步！不知不觉时近晌午，我们随便吃了些干粮，继续前进。下午一点多钟，看着我有些累了，老张指着第二个山头对我说："站到那个山头上，我们就能看见葛花了。"

看着不远的距离，我们又折腾了一个多小时才到达。站在山顶上放眼望去，一片绿色的海洋，白云从远处的山头飘过，真有点登泰山而小天下的感觉。顺着老张指的方向看去，果然在绿海中点缀着大片的紫色。

"我们顺着这个山梁往东走，走到那边的崖边，沿着绳子下到山谷里就可以采到葛花了。"老张一边说，一边前行带路。

很快我们就到了崖边，利用绳子，我们慢慢地下到了十几米深的山谷里。谷里很潮湿，有一层淡淡的雾气。

"这种地方会有毒蛇出没！"老张说着，拿出准备好的雄黄粉，撒在我们俩的衣服上，然后猫下腰摸索着向前走。

只见四周都是粗大的葛藤，最粗的有碗口粗，细的也有茶杯大小。与其说是葛藤，还不如说是葛树。彼此四下交缠着，我们站在下面，根本看不见上面的天空。

老张带着我在葛丛里穿行了几分钟，来到一处岩石旁边。他率先爬上去，然后把我拉上去。我惊呆了，太美了，四周全都是深紫色的葛花，一朵比一朵大，我们仿佛站在花海中，成了花的一部分。空气中弥漫着浓郁的葛花气味，闻得我有点头晕。我和老张麻利地采着葛花，不一会儿就采了一袋子。

老张说："差不多了，我们再去挖个大葛根。"

下了岩石，老张看准一个中等的葛藤，在根部挖了起来。

"咋不挖那个？那个更粗些！"我在旁边兴奋地说。

"这个不小了，挖出来的葛根至少有六七十斤，再大了我们俩弄不回去，浪费了可惜。"老张淡淡地说。

看着这么粗的"葛树"和地下那些不知有多粗壮的葛根，我想如果太爷能看上一眼，那他该有多高兴啊。老家的葛藤最粗的也比不过这儿最细的。

老张不愧是行家，一个人不到半小时就搞定了，挖了个一米多高，有腰那么粗的葛根。

我兴奋不已，"真够大的，野生的，好药材呀！"

老张嘿嘿一笑，说："走，我们得快点，山里晚上冷，也不安全，我们要赶到有人家的地方过夜。"

费了老大劲，我们俩合力才把那葛根拉上山崖。看来老张没有说错，要是挖个百十斤重的葛根，我们可就真没有办法了。下山速度比上山快多了。老张一个人扛着葛根，我提着葛花和路上采的药材跟在后面。

下午四点多钟，我们赶到离山里人家最近的山头，应该可以赶在天黑之前找到地方住了。两人都累了，躺在山头上稍做休息，看着天上飘过的朵朵白云，想起自己从小走过的学医之路，再回头望望已经看不见的葛花林，我心中感慨万千，掏出笔记本，写下了一首小诗：

飘蓬本无根，随风四飘零，

回首蓬来路，心中喜又惊！

人生几时有，感时当尽兴，

仰面观太虚，太虚我为云！

……

几年后，我到杭州灵隐寺，看到飞来峰满山的紫葛花，仍会想起老张带我到大山深处采葛花的情景，那是我第一次被自然界的伟大所震惊。

我找到的不单单是葛根，而是我心目中的中医的根，那也是我第一次深深体会到神农尝百草的艰辛……

二十二、中医路之彷徨篇

毕业就等于失业！这是中医学院学生临毕业前说的最多的一句话。

毕业前的一个月，我告别了老张，离开了实习医院返校。大伙都在准备自己的求职报告，每个人都设计了厚厚的一大本，将五年来所有的成绩汇集起来，最后还不忘请实习单位或学校老师写个比较好的评语。

我也做了好几本，希望在招聘会上派上用场。其实潜意识里我非常想回老家，想再看看十队的那些老人，想将自己多年所学回馈给父老乡亲。

省城招聘会上，人山人海，每场招聘会都吸引了上万名求职的大学生。挤在人流中，看了每个招聘岗位，我的心凉了半截。几百个展位，上千个职位，却鲜见招中医临床医生的，有少量招针灸、骨伤、中医护理、中药研发的展位。唯一招中医临床的展位，还要求有执业医师证和研究生学历。难道中医临床的本科毕业生成了臭咸鱼，没人要了？

参加了三场招聘会，寝室里部分同学放弃了专业，改行从事其他工作，还有人决心考研，我也想放弃继续找工作了。

每天晚上，失意的毕业生在学校附近的小饭店喝酒，往往喝得大醉而归。宿舍楼上不时有人大声嘶吼发泄。

是啊！从小学开始努力读书，好好学习，天天向上，考上大学，成为天之骄子，家里人是多么高兴。然而五年的阴阳五行让他们云里雾里，摸索到最后有些眉目了，也能治疗一些常见病了，却没有用武之地，真是让人失望透顶！

是社会抛弃了我们，还是我们根本没有按着社会的需求来学习？

而又有谁懂我？为了培养我学习中医，太爷付出了晚年全部的心血，我不会为没有工作而伤心。因为我知道，无论我走到哪里，都不会放弃中医，我肯定会给病人治病，况且农村那么多病人正等着我呢！

我痛心的是中医为什么没有振兴起来！为什么学中医就比别人矮三分！为什么中医学院的毕业生就没有医院要！甚至有些同学迫于生计，毕业后开始送牛奶。五年的学习啊，送牛奶！

"我不服！"我就不信学中医就没有光明大道！

我收拾好行李，回了老家。父母看到我回来很高兴，母亲一直说我瘦了、长高了，而父亲只是笑了笑。晚上吃晚饭时，父亲问起我毕业后的打算。

我说："目前在招聘会上，招中医专业的很少，大部分的岗位都是医药代表，帮药厂在医院推销药品。"

我看看父母没有反应，就继续说："我打算回老家开诊所，一来农村病人多，缺医少药，用中药治疗效果好又便宜，可以帮乡亲们解决难题，二来也好就近照顾你们。"

"好，好！"母亲高兴地说。

"好个屁！"父亲瞪了母亲一眼，"你有行医证吗？你以为现在还是你太爷那个年代，卫生局每隔一段时间就下来检查，我这个干兽医的没有证都不行。你个屁娃子，才从学校毕业，不知道没有证行医不合法吗？只要卫生局来查个三五回，就没人敢找你看病了！再说了，就算不查你，你没有临床实践，又没人在一旁看着，单独给人看病我还真不放心。你要学的东西还多着呢！30岁之前别想着单干，明天就给我返校，跟同学商量商量，不行的话，先去卖药，找机会多接触接触医生，看看他们是咋看病的，多学些，想办法考到医师证。等条件齐备了，合法了，有真本事了，再想单干的事儿！"

父亲的一番话把我骂醒了，是啊！刚毕业的我虽然跟太爷看过病，背熟了太爷的秘方，也见习、实习过，但还真没有单独给人治过病。用得最多的也只是些单方验方，剩下的是书本知识。要是在这山沟里，真来个心衰、肺炎什么的，以我现在的水平，真怕误事呢！

我要出去看看，再学几年，长长见识，学学本事！

第二天一大早，我便起身上路，母亲执意留我再住几天，父亲拦着说："男儿有志在四方，让他去吧！"

送我到了村口，父亲塞给我一千块钱，我不要，父亲说："你现在工作没有找好，正是需要钱的时候，钱放在手中备急用，工作慢慢找，不急！"

这些年为了我读大学，父母已经付出太多，看着父亲50岁刚过已花白的头发，我实在不忍心再从家里拿钱了。但我拗不过父亲的坚持，拿着钱，赶忙转身离开，我不想让父亲看见我眼里的泪水。

回到省城，我同一家先前投过简历的制药企业签订了协议，就这样，我成了卖药人！

人生总有许多十字路口，年轻时常因不知道人生的方向，而在路口徘徊，抑或步入歧途。

在多年后的今天，当我回忆起当年大学毕业时找工作的情景，我就会非常感激我的父亲，他用他的理智和智慧，指引我在人生的十字路口选择了正确的方向！

在从事药品销售的过程中，没想到我所学习的中医知识帮助了我，让我的职业生涯开了个好头。

我记得第一次拜访的客户是某三甲医院外科主任——张主任。张主任是一个慈祥的长者，第一次拜访客户的我木讷无比，不知道从哪找话题，只能和主任面面相觑。无意间，我看见张主任两颧暗红，心里一动，找了个话题，"张主任，我给您把把脉吧！"

"好啊！"张主任伸出了他的手。当我把着张主任的脉时，我完全进入了医生的角色，没有一丝的紧张。这是我所熟悉，也是我一生追求的。

左寸沉细而微，关尺弦滑，"阳微阴弦，这是胸痹的脉象啊！"我心里暗吃一惊，再看看他的手掌，一条青筋穿过掌中劳宫穴，照太爷的说法，张主任的心脏问题非常严重。

"怎么样？"张主任微笑着看着我。

"张主任，您的心脏有严重的问题……"我小心翼翼地说，"咦，不错啊！你怎么看出来的？"张主任似乎有些不信。我把切诊所得的脉象和掌心的望诊情况解释给他听。

"中医真了不起！可惜在治疗方面有些落后。我最近胸口总有些闷，做了冠脉造影，是严重的冠心病，准备下个月做心脏搭桥术。"

我站起来，用手揉了揉张主任左手少阴心经所循行的部位，有很多小的包块，我边用手揉边按压劳宫穴，过了十来分钟，张主任面色明显好了很多。

"咦，舒服多了，没那么闷了。"张主任的话给了我很大的信心，我随即谈到推手少阴心经和按劳宫穴的好处，张主任听得连连点头。

可惜张主任的病程太长，病情也重，这些手法只能缓解他的症状，手术是没有办法避免了，我有些遗憾。

"小伙子，你一定要当医生，就你目前的水平，已经很不错了，努力找个医院上班，即使找不到合适的医院，也不要放弃继续学习中医。"张主任语重心长地鼓励我。

张主任的话给了我很大鼓励，虽然暂时不能从事临床，不能为病人看病，但我不能放弃学习中医，我不能让太爷失望。

在此后的日子里，我在做业务的同时会顺带着到医院中医科门诊看看，看看专家们如何处理一些常见病，看看不同医生的为人处事方式，我借用药品营销这个大课堂，来充实自己的医学知识。

同事们对于我的爱好不那么认同，认为年轻人学中医没什么前途，我也不想花精力去辩解什么。但不久之后发生的一件事改变了他们的看法，他们成了我学中医的支持者。

同事老陈的女儿长了一脖子的痱子，在医院开了一些外用药，用过一段时间，时好时坏。有次小家伙到办事处玩，看着满脖子的痱子，我问老杨为啥没好好治疗，老杨说医院开了一外洗的药，也用了痱子粉，效果一般。这病每年夏天都出现，一直没找到好的治疗方法。

想起某医院中医科一专家用藿香正气口服液治疗痱子的过程，我对老杨说："你去买盒藿香正气口服液，用棉球蘸上药汁擦一擦患处，可能效果不错，这是医院中医科用过的治疗方法，试试看。"

老杨按照此法，没几天就治好了他女儿的痱子，按照他的说法，疗效好得出乎异常。

这件事之后，我便更加留心中医科门诊部专家的治病经验，我成了办事处的咨询医生，同事有什么头疼脑热的，首先想到的是让我号号脉，然后推荐服用什么药物。

随着业务慢慢顺手，时间也渐渐充裕了，业务时间我找机会练习脉法，看看医书，心情平和而安静。但有时候，我也很迷茫，仿佛总感觉年迈的太爷在看着我，当年他是那样希望我成为一名真正的医生，而我现在却一步步偏离医学的轨道，做药品营销这条路是无奈的选择，我的行医之路又在何方？

医院门前有个湖，平时风和日丽的时候，就有不少人在湖边放风筝，而这也成了我难得的一种娱乐方式。我一边切着放风筝的线，一边彷徨地看着远方，寻找人生的下一个路口。

二十三、中医路之游历篇

我负责销售的医院只有三家，熟悉了各个销售环节，理顺了与客户之间的关系，自由时间便多了起来，白天没事时我就喜欢到最熟悉的医院中医科门诊看看。时间长了，和几位专家便成了朋友，我也慢慢明白了他们各自的用药风格，没病人时专家也有意识地分析一些疾病的病机给我听。

我一直有个想法，全国各地的气候不同，人们的饮食习惯也不相同，疾病形成的病机是否相同？治疗方法是否一致？有机会一定要游历一番，解开我心中的困惑。

又到了开招聘会的日子。现在的我有了一份不十分热爱但干得不错的工作，收入也相对稳定，加上半年的磨炼，不论从衣着、谈吐，还是待人接物都和才毕业时完全不同了。父亲说的对，毕业后必须要走上社会这个大课堂进行磨炼，逃避是没用的。

3月份的一个下午，无意中发现报纸上报道当天有一个医药行业的招聘会，已经下午4点多了，我还是打的前往。

会场上大部分单位的展位都已经人去位空了，剩下的几十个展位上也只有三三两两的求职者在流连。我一边逛，一边看看有需求的岗位。

"招新药研发人员！"我停了下来，详细咨询新药研发人员的工作性质。

负责招聘的老师耐心地给我讲解了一番，也顺带询问了我的基本情况。

负责招聘的老师很热情地对我说："你的经历很符合我们这个职位的要求，简单地说我们要求有学医背景，对药学有一定的了解，并且善于与人沟通的人，能够经常到全国各地出差。如果你愿意的话，可以到我们公司来面试一下！"

想着该城市有我心爱的女友，想想我的草医朋友老张，再想想能够有机会在全国各地从事临床研究，接触各地专家及病人，我答应对方几天后去面试。

面试过程很简单，做过半年销售的我对此并不紧张，轻轻松松地回答了几位考官的提问。结束时药厂老总笑着同我握手，"不知道余经理是否愿意加入我们公司呢？"看着老总和总工殷切希望的目光，想着做新药开发可以借此认识不少中医界名家，再想想自己的女友，我毫不犹豫地答应了。

但原单位辞职的事情却很难开口，当时单位准备调我到其他市场去当负责人，而我却提出离职，经理很是诧异。我说："每个人都有自己人生的追求，而我的追求是当一名医生，一名真正的中医！"

"你还年轻，以后还要买房子，娶媳妇，这些都要花钱。年轻人想走上中医这条路，很难！你不妨再干两年，做销售虽然收入并不是业界最高的，但也还不错，挣些钱后再去干中医也不错嘛！"

"谢谢您的好意，我换个工作，一方面想离女朋友近些，另一方面也希望可以在工作中看看全国各地病人的情况，可以有更多机会接触那些中医名家，了解一下病人是怎么得病的、名家又是如何治疗的。"

离开办事处，经理依依不舍地把我送上的士。在那个阳光明媚的上午，我离开了省城，离开了我学习五年、工作大半年的城市，虽然下一步的路还很艰辛，我却充满希望！

来到药厂报完到，安置好食宿，我的顶头上司——雷总工程师同我进行了一番长谈。

"你的岗位将是新药研发中心主任，目前研发中心的工作是接手一个新药的Ⅱ期、Ⅲ期临床试验。这个新药是治疗慢性萎缩性胃炎的，此病被称为胃癌癌前病变，现在发病率越来越高，国家将此病的研究作为'九五'攻关课题，由黑龙江中医药大学负责研究，公司购买了课题项目的研究成果，意义很大，这也是公司未来的拳头产品。参与临床研究的有北京、江苏、浙江、河南、辽宁、陕西、四川等各地大医院消化科的专家。下个月将组织这些大医院的专家在省城开会，进行Ⅱ期临床方案的讨论，这会议就由你来组织安排，我看好你的能力，也希望你不要让我失望。"

总工的一番话既让我兴奋，也让我有些担心。

慢性萎缩性胃炎是一种常见病、多发病，伴有肠化生和胃黏膜异型增生者被世界卫生组织列为胃癌的癌前损害或癌前病变。此病西医没有好的治疗方案。在省城看中医专家治疗过，病人往往服用三五个月的中药没什么效果。如果我能帮助公司、帮助国家研究此药，的确是一件很荣幸的事情。

虽然我并没有组织这种大型会议的经验，心里没有谱，但既然我选择了这家企业，老总和总工又这么信任我，我没有理由让他们失望，更何况我也想给那些中医界的前辈们留下个好印象！

没有吃过猪肉，咱见过猪走路！我花了几天时间详细研读了《××××
×双盲双模拟平行对照Ⅱ期临床试验方案》，不得不佩服专家们在研究慢性萎缩性胃炎上所付出的努力，也深深敬佩这个课题的所有研发人员。虽然该配方在黑龙江中医药大学已经运用多年，疗效显著，但没有进行过大规模的临床试验，对于其他地方的萎缩性胃炎病人是否也有效？药物的安全性又如何？看来国家要求新药做临床研究是很有必要的。

熟悉方案及产品研发资料后，我同试验牵头单位 GCP（药品临床试验管理规范）中心研究员联系，对方案中存在的问题进行交流，初步完善试验方案；接下来我向各临床单位发邀请函，确定参会人员名单（包括职务、性别和电话号码），然后再预订酒店房间，安排会议室；最后研究会议室的布置，拟定会议议程、来宾接送等一切细节……我忙得晕头转向！

参会的专家没有我想象的那样牛气冲天，相反都十分平易近人。会议开得非常顺利，专家们提出了一些很有意义的修改方案，我一边听一边在电子稿上进行修改，会议结束时，我将修改好的方案打印出来，专家们看过后予以签字认可，一份完美的临床试验方案敲定了。

会议结束后，总工及其他人员返回公司，我则踏上北上的列车到北京去签订临床研究协议，同时和牵头单位 GCP 中心研究员协商制订临床病例报告表。

协议的签订比我想象中要顺利很多，临床病例报告表的制订也很快，原计划三天的活两天就完成了，车票是提前订好的，我就能空出一天的时间来，刚好可以在首都北京逛逛。

想着有一天的时间可以在北京逛逛，我兴奋不已。这医院附近有北大、清华，还有颐和园，但那都不是我最想逛的地方。我脑海中想的是同仁堂。学习中医这么多年，也看过电视剧《大宅门》，我对同仁堂有种特殊的情愫。

我放好行李，从北京站坐地铁来到前门。前门大街并不像我想象中的那样繁华，但还是很热闹，有浓郁的商业气息，人来人往，川流不息。同仁堂就在前门大街的一条小巷子里，走进这条古老的巷子，感受着两旁的建筑所沉淀的文化，我仿佛走进一条历史的长廊。

终于看到了同仁堂！它也不像我想象中那样的宏伟壮观，却宛如一块剔透的古玉，小巧、古朴而精致。门口的对联深深地吸引了我，"修合无人见，存心有天知""炮制虽繁必不敢省人工，品味虽贵必不敢减物力。"一种敬意油然而生。从这简单的两句话里，我看到了同仁堂做药、做人的准则，也看到了中医文化的传承。

入口处的大屏风上绘有巨幅李时珍像，两边写着金字对联：同气同声济世济民，仁心仁术医国医民。同仁堂一楼出售中成药和中药饮片，二楼是参茸专卖，两旁的墙壁上挂着历代中医圣手的画像。

店里随处可见药材标本图片，几个老中医坐在诊桌后为病人把脉问诊。古风古韵的同仁堂满载着百年老店的气息就这样扑面而来，让我感到熟悉和新奇。我仿佛一个迷路的小孩找到了回家的路，心中有无数的冲动被激起。终于找到了，我终于找到了人生的方向！

去年回老家同父亲谈起开诊所时，我的脑海里还是一片空白。而如今看到同仁堂，我的脑海里慢慢浮现出我的未来——我要创办国医馆，创办属于我自己的"同仁堂"！

我流连于同仁堂每一处的设计和构思，从楼下看到楼上，再从楼上看到楼下，仔细研读这本沉淀了几百年的"古书"。虽然到了不得不离开的时候，我仍沉浸于自己的梦想之中。

在接下来的一周里，我辗转于不同的城市签订临床协议，但脑海中还时时勾画着自己的国医馆。因为人手不够，我一个人身兼数职，既要忙于负责组织临床试验药品的生产，又要组织试制与药品外观一模一样的模拟药品，为双盲双模拟试验做准备。在繁忙的工作中，我仍抽时间打听了开药房的手续。

于是工作之余我开始为执业药师考试做准备。那是一段忙碌而充实的日子，我几乎抽不出时间去市区看女友。

当前期准备工作做完后，我又成了临床监查员，这名字听起来气派，但实际上却是一份不那么容易的工作。说白了，就是夹心饼干的那个"心"。

面对公司要保证临床试验的进度，还要尽量节省费用；面对临床那些教授们，他们希望时间不要太紧，临床病例报告表表格不要太复杂，观察费用不要太低；针对受试者，要让他们知情同意，但又不能把他们吓跑，同时还要他们按时复诊复查，以免成为脱落病例；面对药监局，所有的数据必须真实，不得伪造，方案要尽可能详尽完备，否则产品可能被"枪毙"，最终拿不到生产批件和新药证书，全部工作白做……

监查员的工作就是在这种夹缝寻找平衡，公司、教授、病人、药监局都要兼顾。有人称这工作是"戴着镣铐的舞者"，而我却觉得要有庖丁的本事才能在夹缝中游刃有余，在对立中寻找统一，在阴阳里寻求转换。

也正因为有许多困难，我才有更多的机会接触那些知名的中医专家和教授。这些困难是工作的深沟险坡，却也是我更深地理解中医的上山阶梯……

春节回老家，我将自己准备开药铺的想法同父亲进行了交流，他很赞成我的想法，得知开药房需要执业药师证，父亲建议我先考药师。而我正好在药厂上班，加上我的学历，报考执业中药师也符合条件。就这样，我的"同仁堂之梦"便正式开始一步一步实施了。

一年多没回家，母亲明显消瘦了，脸上气色也很差。我切了切脉，六脉细弱，右关无根。

母亲说："这一年来经常胃痛，不想吃饭，也没胃口，体力越来越差，不过还挺得住。"

我知道母亲怕我担心，怕影响我的工作，但将身体拖到这一步，的确让人很痛心。我建议母亲做个胃镜，她坚决反对，说不会是胃癌的，还能吃点东西！

我知道在她心中有个支柱，这个支柱就是学中医的我，如果真是胃癌，下一步又该如何？我能帮助她战胜胃癌吗？她的精神支柱能帮她撑起生命吗？

想到正在从事临床研究的新药，我按照处方比例，抓了 3 个月的药，研成细粉，让母亲每天用开水冲服，每次 6 克。

效果还真不错，母亲在春节期间服用了十来天，胃就不疼了，吃饭也有了胃口，精神也好了很多，切脉时胃脉也稍稍有根了。

春节后上班，我反复叮嘱母亲，一定要将药粉吃完，吃上 3 个月。

半年后，母亲打电话告诉我，她的体重增加了十多斤，胃病彻底好了，说我们研究的药是好药……

母亲兴奋的话给了我很大的鼓舞，从亲人身上，我体验到了自己当前工作的价值。在Ⅱ期、Ⅲ期临床中，共观察了近 700 例慢性萎缩性胃炎的病人，治疗一个疗程后，通过做病理切片复查，治疗组有 50%的病人彻底治愈，95%以上的病人临床症状改善。临床试验结束后，还有不少病人要求继续接受治疗。

看着这些康复的病人，我心里特别高兴，虽然我没有从事临床工作，但却从事研究新药，让这些众多的胃癌癌前病变病人得到康复，以后新药上市，将会有更多的病人受惠。

从Ⅱ期临床开始到Ⅲ期临床结束，我结识了许多中医消化专业的高手，从北京、辽宁、河南、浙江、江苏、陕西、四川等省份来看，各地中医用药有很多共同点，各地气候、生活环境有很大差异，人民生活水平也有很大差异，对疾病的重视程度也有差异。

杭州的病人萎缩性胃炎发病率明显低于西安，而且大多属于轻度，而西安重度病人占很大比例，运用临床试验药物效果都很好，说明医理是相通的。

在此期间，为了帮公司寻找新项目，我也拜访过许多院校从事中药新药研发的专家，从陌生人到朋友，我学到了很多。

除了学习临床试验方案设计、临床监查、数据统计处理等知识外，我更多的是从这些专家教授身上学到为人处世的方式、做人的态度，也见识了他们学术上的严谨，这些都成了促进我未来发展的宝贵财富。

在众多的专家中，给我印象最深刻的是北京的李教授、辽宁的张主任、江苏的王主任……

每次到北京，只要有李教授门诊我都要去看看。他坐诊时，一二十博士生、硕士生围着。

"干呕、吐涎沫、头痛者，吴茱萸汤主之……"李教授就这样一边切脉，一边背着《伤寒论》条文，然后是口述药名和剂量，最后反复叮嘱病人用药注意事项，周围的学生们拿着本子飞快地记录。李老看病是一种艺术，看他看病也是一种享受。

辽宁的张主任是博士生导师，以治疗脾胃病和肝胆病见长，学贯中西的他看病则是另一种风格。有一次看他给病人号脉，号完脉指着墙上消化系统的挂图说："你患的是胃溃疡，这个地方烂了一小块，喏，就是这儿。"他指着胃小弯处说："不信，你去做胃镜看看！"

别说，病人真的做了胃镜，还真就是这个地方。不光病人，连旁观的我都佩服得五体投地。听他的博士生说，张主任号脉号出的病变部位基本上与胃镜吻合。他将外科治疗疮疡溃烂的消、脱、补法用于治疗消化道溃疡，采用黄芪、黄连、三七等治疗消化道溃疡，收到很好疗效。

而江苏的王教授更像是一位慈祥的长者，他的目光里总是充满了睿智，他对小儿腹泻的治疗有独到之处。

一次门诊来了个长期腹泻的小孩子，中西医治疗半年均无显效，找到王教授。王教授仔细为患儿诊查之后，再看了看病历和以前的处方。

"这个方子很对啊,小孩子腹泻是脾胃虚弱引起的啊!"

"那为什么服药后仍然不见好呢?连吃的药都拉出来了。"家长不解地问。

"小孩子胃肠道很娇嫩,加上长期腹泻,对药物的吸收很差。中药内服,增加了胃肠的负担,难以起效。"

"那咋办呢?"家长急切地问。

"你就用这个原方,每天煎两剂药的量,然后用来给小孩子泡泡脚。小孩子皮肤薄,通过皮肤可以吸收一部分药物进入血液,不增加胃肠负担,又能起到治病的作用。"家长半信半疑。

王教授说:"放心吧,这个办法我用了很多年了,效果很好,不用担心。"

而目睹这一切的我更是长了见识。几年后,我用王教授的办法治疗小儿腹泻,无不显效,更加深了我对王教授的佩服。

当我成功地为公司拿到了新药证书和生产批件时,我也通过了执业中药师考试,获得了执业中药师资格证书。下一步该考执业医师证,而我在药厂上班,无法取得报名资格,我该怎么办?

二十四、中医路之下海篇

由枯燥积累而成的乐趣才是真正的乐趣!以埋头为基础的抬头才是真正的抬头!

获得了执业中药师证书后,凭借我的社会关系和目前合理合法的条件,申办药房是很容易的事情。我打电话回家征求父亲的意见,父亲还是那句话,"30岁之前别想着自己干,你要学的还很多!目前医师资格证还没考到,纵然你的药房开业顶个屁用,谁来坐诊?可以考虑借用药师身份到医院上班,然后找机会考取医师证。"

关键时候,父亲总能将我浮躁的心静下来,是啊!父亲说的没错,我开办国医堂的主要目的是为了实现我当中医,为病人解除病痛的理想,光开个药店,再请人坐诊,与我的理想大相径庭。我还是得先考医师证!

我决定辞职，从药师做起。公司领导非常不理解，他们正准备给我升职而我却选择了离开。但我心意已决，好在新婚的妻子理解并支持我的决定，于是我离开了工作三年的城市，离开了心爱的妻子，独自一人闯荡上海——这个现代化的大都市！

在上海的高中同学热情地为我接风，酒桌上听了我的打算，高兴地告诉我，第二天虹桥人才交流市场正好有医药行业的招聘会。

"看来我的运气还不错！"我笑着说。

"也不看看你是谁的同学！来，来，祝你旗开得胜！"他笑道。

我的运气还真不错，正如网上报道的一样，上海正好缺大量的执业药师，尤其是急缺执业中药师。招聘会上，有三家医院、十几个药房都在招执业中药师。我选择了一家小型的私立医院，我的医学背景，加上几年的新药研发经验和参与药厂 GMP 认证的经历，让我轻轻松松地争取到了中药房主管的职位。工作也非常轻松，主要是负责药材的验收入库、养护和一些日常的管理工作。

中医门诊就在中药房隔壁，有两个专家轮流坐诊，每天也就十来个病人，大多是老病号。也许是医院知名度不高，医院的经营处于一种不稳定状况。

熟悉了药房的所有工作后，没事时我总爱到隔壁的中医诊室看看，看看上海中医的用药思路和特点。

据我的观察，这两个专家的处方用量有些偏小，比如砂仁用量 3~5 克，黄芪 8~10 克，当归 5~8 克，甘草 3~5 克……

慢性病每次开药，每次一般是 10 剂，有些病人效果很好，有些则效果一般。也许是专家年纪大了，用药小心了些。而药房抓药的则说这都是太平剂量，即使治不好也吃不死人。而专家总认为我们只是些略懂中药的毛头小伙，根本不把我们放在眼里，时常以专家自居，也许上海人排外思想太重吧！我私下认为。

一次机会改变了专家对我的看法。一女性，五十来岁，头胀痛跳痛 2 个月，伴目赤，心烦，血压 160/95 毫米汞柱，专家切完脉，诊断为肝肾阴虚、肝阳上亢，处以如下处方：天麻 10 克，钩藤 10 克，石决明 25 克，珍珠母 25 克，白芍 15 克，川芎 10 克，制何首乌 15 克，龙胆草 5 克，甘草 3 克。10 剂。

病人服用前三剂后，症状明显缓解；从第四剂开始出现周身不适；服用到第六剂，出现周身疼痛，借用病人的话，"感觉体内有个东西在窜，一会在上，一会在下，有时几个地方同时疼痛。"

专家反复切脉，反复看处方，一脸茫然，也不知如何给病人答复。病人平时性情急躁，眼看病没好，反而增加一个新病，拉着专家的衣服说这是医疗事故，眼看事情就要闹大，我急忙站出来说："别急，来，让我切切脉看看！"

病人很不情愿地坐下来。六脉平和却无神气，似有三分散漫。再看看处方，我一下子明白了。专家因病人肝肾亏虚、肝阳上亢，采用了养肝、镇肝、泻肝、柔肝诸法于一方，药证相符，但由于病人平素性情刚烈，肝气较旺，现在诸法合施，病人肝气欲升被镇之，欲激被泻之，欲躁被柔之。

肝为将军之官，对全身气机有统帅作用，现今病人之肝，好比一个统帅三军的将军被镇之压之，导致三军无人统帅，各自为战，故出现周身不适。

想明白这些，我对病人说："医生的处方没有问题，如果有问题，你服用第一剂就会不舒服了，而事实是你自己说服用前三剂效果很好，这中间可能是你这几天生了些闷气，气郁在体内，所以感到不适，方中加上一味疏肝的药就可以了。"

"不会这么简单吧？我怀疑是慢性中毒了！"

"这样吧，如果你不信，你可以先包 10 克薄荷，回家泡茶喝。如果下午不痛了，说明我的看法是正确的。如果还痛，你再来找我们。也就这几个小时，不会延误你的病情。"我诚恳地说。

"那好吧。"病人拿着 10 克薄荷走了。

"薄荷能解决问题吗？"专家疑惑地问我。

"肝为将军之官。病人性情刚烈，养肝、镇肝、泻肝、柔肝同时反佐一味疏肝之药，则病情好转更快。"我分析道。

专家一下子明白过来，"看不出啊，小伙子，你对中医的理解如此之深！"

"我自小开始学习中医，大学毕业后因就业困难，自学药学，考取药师，现在正准备考取医师。"

"考医师得报名啊，再过几个月就要报名了，要不要我给院长说说？"

"那好啊!"我很高兴专家这时能帮忙。

当天下午,上午那个病人来到医院,刚进门就喊:"那位小医生呢?"

"哪位小医生?"导医问。

"就是上午让我喝薄荷茶的。"

"那是我们药房的余主管。"导医一边回答,一边叫我。

"情况咋样了?"我笑着问道。

"你给我的不会是止痛药吧?"

上海人疑心真重,我心里想,"不是的,难道你喝不出薄荷味道来?"

"是有股子薄荷味!也真是怪,喝了半杯薄荷茶就不疼了,全身也立即轻松了,头脑也清醒了不少,看来还是你说的对,这两天老头子气了我,所以才发这怪病,上午真是错怪你们了!那剩下的几剂还加薄荷吗?"

"加,加上就不怕生气了!"我开玩笑。

自那以后,专家刘主任经常主动和我打招呼,还帮我办好了医师考试报名的事,我也经常到他的诊室坐坐,上海话我听不懂,什么阿拉阿拉的,一句也搞不明白,主任就用普通话和我慢慢交谈。有时来了病人,他也给我学习的机会,切切脉,一同分析病情,有时候也让我开处方,他签字。

一次有个急性球结膜下出血的病人前来就诊,刘主任看了说这个病不重,但治好至少5天时间,而病人说明天下午要主持节目,明天必须要治好。

刘主任摇摇头,问我有什么高招。

"桑叶80克,生麻黄5克,煎水1500毫升,当茶慢慢服用,明天中午应该就好了!"我淡淡地说。

"真的?"病人惊奇地问道。

"应该没问题!"小时候我二婶得此病,单用桑叶就治好了,只是得两到三天,学了《内经》,明白了"火郁发之"后,在桑叶基础上增加了小剂量麻黄,给几个病人用了,效果比原先更好。

刘主任按我说的给病人开了处方,我给病人抓了药。3天后,病人写来了感谢信,感谢医院中医科门诊及时为病人解除了病苦,而且花的钱又很少!

以前还对我有些怀疑的刘主任,主动向医院请示,建议让我每天陪专家坐半天门诊，我的临床生涯就这样开始了。

刘主任用药以轻灵见长，并非所谓的太平方。他给我举了个例子，医生看病下药，如同用柴刀劈柴，力量要适当，用小了劈不开，用大了，柴劈开了，但地上也被劈了个大坑。用药不能一味追求大剂量，医生靠的是技术吃饭，不是卖药吃饭，只要辨证准确了，一味药三五克也能解决问题，四两拨千斤，用药的目的是激发人体潜在的能量，而不是代替脏腑的功能。

比如补肾，40岁以下的病人，用药不可峻补，否则脏腑功能会因为峻补太过反而受到抑制，停药后一段时间病情反而加重。用药引导，恢复脏腑功能，让它们相互之间能够协调、相生，正气自然会慢慢恢复……

刘主任的话改变了我对南方中医用药的看法，也改变了我读大学时对《中药学》教材里用量不大的看法。

几年后的今天，当我用一包小柴胡颗粒治好病人的感冒时，我才深切地体会到刘主任当年这番语重心长的话意义何等深远。

中医的精髓是辨证施治，只要辨证准确，小剂量也能起到很好的效果。如果辨证不准确，盲目大剂量处方，反而损伤人体！

而对于一些慢性虚劳的病人，我会采用小剂量调理，慢慢恢复病人脏腑的功能，而不是大剂量用药，暂时替代脏腑功能。正如《太氏药谱》所言："凡久病、重病和老年性疾病，往往胃气虚弱，不耐重剂，须从小量、微量开始，欲速则不达。好比奄奄一息的火炉，加煤是必须的，但若多量猛加，反而灭火。如果由微量开始，少添勤添，很快就能燃烧起来。治病的道理同样如此，轻可去实，可以理解为以轻治重，轻中出巧，轻中寓速。好比桌上的灰尘，用鸡毛掸轻拂即去，若用大扫帚，不仅去尘不净，反而刻痕留迹……"

就这样我在这家医院一边当着药房主管，一边陪着专家们坐诊，一边准备我的执业医师考试。一年后，当我在网上查询到我的执业医师考试成绩时，我松了一口气，从4岁开始学习中医，到现在，奋斗了二十多年的我，终于得到了国家的认可，成为一名合法的执业中医师！

我站在上海的外滩，拿着薄薄的执业医师资格证书，暗下决心，一定要将我的国医馆办起来，我要拥有自己的"同仁堂"！

二十五、中医路之创业篇

如果将人生一分为二，前半段人生哲学是不犹豫，后半段人生哲学是不后悔。面对人生，既要有当机立断的决心，更要有不后悔的气魄。

拿到执业医师证后，医院领导也看出了我对中医的挚爱和学习中医的天赋，决定安排我到另外一家分院单独坐诊，而且工资也涨了很多。面对这些诱惑，我谢绝了。

为了创办自己的"同仁堂"，我再一次选择了从头做起，从上海回到了大山深处，我坚信中医的根在基层，而不是在霓虹灯下的都市。

按照早已想好的字号"任之堂"，我顺利在工商局进行了备案，然后按照药监局的要求提供申报材料，同时进行门面装修，一切按照计划进行，非常顺利，一个月后便开业了！

回想二十多年来所走的中医之路，想想太爷对我的期望，再想想中医的现状，开业前几天，我为我的任之堂写了传：

任之堂传

天将降大任于斯人也，必先苦其心志，劳其筋骨……

今吾中华传统之医学，受西方医学之影响，已渐失其本色，迷失其方向，为继承、弘扬传统之医学，使之发出璀璨光芒，于乙酉年之仲夏，创办任之堂大药房，取"任之"乃为弘扬祖国医学之重任尽绵力之意也！

愿吾华夏之医学同胞，勤思黄帝之古训，缅怀神农之艰辛，借"西"以扬"东"，习"古"而博"今"，共为中华传统医学之复兴而奋进……

读着这篇简短的《任之堂传》，回想这二十多年的求索之路，再看看刚刚成立的任之堂，我感慨万千！7月28日，这个永生难忘的日子，我终于拥有了属于自己的"同仁堂"——任之堂！

开业后的一段时间，生意正如我预计的那样，非常不稳定，也十分清淡，每天也就十几个人过来买药，基本上没有专门过来看病抓药的。

我对自己的要求：凡是进店买药的，都得让病人服药后有效！于是就出现了病人过来买盒银翘片，我也给病人切切脉。

很多时候，病人买药是盲目的，他们也不知道服用什么药合适，通过切脉，不仅告诉他们目前需要解决的问题，而且告诉他们身体还有什么慢性病，应该如何调理。

切脉的准确性让很多病人吃惊，切脉后再建议病人用药，往往几块钱就能起到很好的作用。慢慢地，药房成为周围低收入人群的看病中心。

有一次，有个老爷子过来买止泻药，我切了切脉，脉象洪实有力。

我说："您是不是拉肚子时肛门发热、发烫？"

"是啊，前几天吃了牛肉火锅，太辣了，拉了两天，还不舒服！"

"您不能吃止泻药，得吃三黄片，体内热毒清理干净后，就不会拉肚子了！"

"三黄片不是泻药吗？吃后会不会拉得更厉害？"

"不会的，吃两天就好！"

病人将信将疑地买了盒三黄片走了。第二天逢人就夸我用三黄片治好了他的拉肚子。就这样，老百姓的口碑远远比广告效果好，药房的知名度慢慢传开了，附近的居民都知道药房有个会切脉的年轻中医。

开业三个月后发生的一件事一下子改变了药房的状况。

那天上午，一对中年夫妇过来就诊，"听说你切脉有两下子，你看看我老婆是啥病？"男的带着一种不屑的口气说道。

病人坐了下来。通过望诊，发现病人双手纹路很乱，满脸写着一个大大的"困"字。切脉，左寸沉迟而细，左关郁涩，右尺沉紧，但左手寸脉上鱼际。

"病人应当平素性情急躁，肝胆之气郁涩化火，形成胆火扰心的病机，中焦火重，热扰胸膈，喜食冷饮，冷饮过度，又形成肠道寒湿过重，心与小肠相表里……"我一边切脉一边想。

我说："长期失眠，伴心烦口苦，喜食冷饮，大便不规律，时干时稀，经期小腹冷痛，月经延迟，色黑成块，冬天两腿怕冷。"

两口子听我说完直发愣，男的说："你咋知道的？"

"脉象上写着的啊，很清楚！"

"看不出，还真有两下子！实不相瞒，我就是这附近厂里的职工，大家都听说你切脉很准，想过来找你看看，今天我们是打头阵，你将我老婆的失眠治好了，我帮你宣传！"

"我现在每天晚上服用 10 片安定，才能睡上 3 小时。这几年，中西药吃了不少，有的说是心血不足，有的说是肾阳虚衰，有的说是心虚胆怯，服药好几年，也未见好，还从北京买了几千块钱的药，也不管用！你有把握治好？"

从女的话中可以看出的确吃了不少中药，连中医术语都是一套一套的。

想想病人虽然上热下寒、虚实夹杂，但毕竟年纪尚轻，服药见效也快，我便说："应该没问题！"

"我们上当上怕了，就为这个失眠，花了几万块钱了！这样吧，如果你有把握，你就下药，但我们先不付钱，等见效了再付钱！"男的说，"我就是这厂里的职工，只要有效，我们是不会赖账的，不会跑路的！"

"有意思，看来我得用医术赌上了！"我心里想。

看着长期被失眠折磨的病人，想想太爷教给我的行医准则，给不给钱也就算了，治好了也算积德行善，我爽快地答应了。

"三天见效！这三天你不用服任何西药，而且不能喝任何冷饮！"

"酸奶也不能喝吗？"女的问道，"每晚我都喝杯酸奶的！"

"不要喝！"我一边开处方一边回答。

"药放在你这里煎，每天三顿我们过来喝，这样你我都放心！"男的补充道。

"我相信你们，我也相信我的医术，哪儿喝都一样！"我处以栀子淡豆豉汤、黄连温胆汤合理中汤加减，开了 3 剂。

病人服用第一剂后，反应不明显，但早晨起床时感觉不累了；服完第二剂，晚上能够深睡 2 小时；服完 3 剂后，能够入睡 4 小时，病人感觉是三年来休息最好的一晚；第四天过来付药费，同时带来了厂里四五个病人。

该病人服用 12 剂后完全治愈，一年后仍然睡觉很好。

打赌治病的故事在厂里几天就传开了。此后的一个月，厂里每天都有一二十人过来切脉看病，有患风湿的，有患肩周炎的，也有腰肌劳损的……

任之堂的名声也随着人们的口碑慢慢传开来！

二十六、中医路之成长篇

山不辞土，故能成其高；海不辞水，故能成其深！

太爷说过，要切到一万个人的脉，才会对脉象有整体的感觉。

任之堂开办一年后，我统计了一下，开了七千多张处方，加上平时切脉后直接出售成药，应该足足切到了一万个人的脉象了。太爷说的没错，当切到一定人数的脉象后，对脉象的理解自然而然会有深刻的感受。

斜飞脉、反关脉这些临床上不常见的脉象，一年内我遇到了二十几例；脉率一息四至为平，而临床上经常干体力劳动的和当过兵的病人，脉率常不足四至，一分钟五十多次，也是正常的，并非寒证；心动过速的病人，一呼一吸，五六至也并非是热证，有时还是寒证；脉长的有的长至肘关节……

见多了，就会明白每个人是不一样的，正常的脉象也有很大的不同，就好像人的肤色也有黑、白、黄，人种不同，肤色自然不同。有的人脉偏浮，有的偏沉，有的稍短，有的稍长，但太爷教的郁脉诊病，却是永远不会改变，无论在什么人身上。

有一次来了个 40 岁左右的病人，身体魁梧，开着轿车来的。切脉后脉率大约 55 次，六脉平稳，唯左尺沉紧，右寸稍滑。

沉紧主背痛，亦主腰膝。膝为筋之府，肝主筋，如果膝关节疼痛，左关当有郁象；如果腰痛，右尺也应当有反应；结合右寸出现滑脉，可以推测为病人背痛，看病人精神状况及指甲颜色，并非寒湿体质，脉率迟乃正常脉象。

想到这些，我便说："你当兵时背部曾经受过寒，而且当时病情重，这些年调理后，虽然很少复发，但背部总觉得沉重。"

我还没讲完，病人大吃一惊，问我怎么知道他当过兵，而且背部曾经受过寒，我笑了笑。

作为中医，当想通一些道理后，病人就会认为中医很神奇，连以前干过什么工作，出生时是不是早产都知道，好像神算子似的！这就是中医的魅力！

太爷苦心教导我学习脉学，当我切了一万多人的脉象后，再看看《诊脉心法》，会发现其中的不足，我也尽力去完善它。

我会将颈椎病、乳腺增生、卵巢囊肿、子宫肌瘤、胆结石、浅表性胃炎、胆汁反流性胃炎等这些西医诊断的疾病的脉象，总结后记载下来。中医的发展不能排斥西医的诊断技术和诊断结果。

山不辞土，故能成其高；海不辞水，故能成其深！每当我完善一种疾病的脉象，就会想起当初太爷激励我上大学而不是激励我上卫校的原因，只有深入地学习了西医，才能将中医的发展推向一种高度，一种让西医甚至世人都能接受的高度。我知道这条路还很长，切脉时我会同病人讲，你患的是胆囊炎，按照中医来说是胆火过重。从不同的角度分析疾病，了解疾病，解决疾病。

"医生救人，十个治好八九个就很不错了，治不好的情况有很多原因，不能因此而灰心丧气，更不要因治好几例而骄傲自满。医生永远有解不开的难题，如果没有，那首先医生自己就可以永远不死。医生总会不断面临新的疾病，新的困扰，这是自然规律，同时也说明人身奥秘之无穷无尽，并非一朝一夕可以参透，不要放弃困难，要不断总结已取得的经验，为新的问题做准备……"想着太爷的话，结合临床的工作，我深深理解了太爷当年的良苦用心。

有一次，一个老病号介绍一个扁平疣病人过来就诊，我曾经在书上看到过这样的病例，记得书上用木贼草加香附煎水外洗可治愈，但我没有试过。

看到这个病人的情况，我将木贼草和香附各称了30克，共5剂，让病人回家煎水外洗试试。

病人走后我查阅大量资料，发现治疗此病方法很多，但疗效都不肯定。

一周后病人过来复诊，还是老样子，我又建议病人服用薏苡仁粉，每次15克，每日3次，连用10天，10天后病人过来复诊，病情还是没有好转。

难道是没有想通这里面的道理？我安慰病人："是病都有办法治疗，给你使用的方法，有些人是有效的，先回家再观察3天，3天内我给你想个好办法。"

病人非常信任我，高兴地走了。而我却陷入沉思，西医认为扁平疣是一种病毒性皮肤病，主要侵犯青少年，中医称"扁瘊"，各家说法均不一致，如何是好？

下午我正在翻看医书时，一位老汉进来，问我有没有开水，想讨杯水喝。

外面天气炎热，我给他泡了杯绿茶，见我如此礼遇，老汉不停地道谢，一边喝茶，一边问我找啥资料，我说查查治疗扁平疣的资料。

老汉笑了笑，"扁平疣是病毒感染引起的，不是一般的药能搞好的！"

我不禁有些诧异，看着老汉满是老茧的手，没想到说的还很在行。

"我学过医，不过是自学的，40 岁以前也是靠给别人看病养家，后来因为没法取得行医证，不让干了，不像你们年轻人，能考上医学院，毕业后可以考取行医证，干自己想干的事情。"老汉一边叹息，一边说道。

看到他很渴的样子，茶喝了半杯，我立即给他满上。

"你小伙子心地不错，我教你个方吧，就治疗这扁平疣！"

"你说说看！"

"雄黄是杀病毒很厉害的药物，你将艾叶研成艾绒，加上雄黄细粉混匀后，用火纸卷成艾条状，遇到扁平疣的病人，点燃后用烟熏母疣，熏得发黄发黑就行了，每天熏一次，连用 4 天，10 天左右就会消失掉！"

"这么简单？"

"不相信你试试看，你的茶我也喝完了，该去干活了！"

"你现在没当医生，在干啥呢？"

"扛包，在火车站扛包挣钱糊口啊！"老汉说完就走了，走出门后又返回来对我说：《医学纲目》这本书很好，你可以看看！

"学了几十年中医，最后靠扛包糊口。"我叹了口气。

我按照老汉的办法治愈了扁平疣病人，效果的确如老汉所说，非常神奇。

从那次事件后，我深切地感受到中医的根的确在基层！

药房开的时间长了，周围的百姓也都成了朋友，他们也给我讲了很多当地确有疗效的单方验方，我也在临床中将这些方子应用到病人身上。

"香油滴鼻子治疗各种鼻炎。"这是卖油的告诉我的。

"小红干辣椒三十个，白酒半斤，泡一周后外擦，治疗风湿关节痛。"这是卖菜的阿姨说的。

"感冒后出现鼻塞不通，睡觉时戴上帽子出头汗，鼻塞就好。"这是一位练气功的师傅告诉我的。

"APC 泡脚治疗脚气。"

"蒲公英和白蒺藜共研粉治疗眼疾。"

"伤湿止痛膏贴天突穴治疗咽喉部不适。"

"桑白皮煎水洗头，治疗脱发。"

"鸡油外涂治疗油漆过敏。"

……

我一边用中医的辨证论治，一边结合一些单方验方诊治病人。随着病人的增多，也有许多从周边县城过来看病的病人，任之堂就这样慢慢地成长起来。

二十七、中医路之伤痛篇

一个人最大的破产是绝望，最大的资产是希望！

在 2006 年这一年里，我遇到了三个"破产"的家庭。

随着病人的增多，有不少老病友给我介绍新的病人。

2006 年 9 月，一个在网络上寻求治疗白血病的当地人被介绍到我这里来。那天上午，天气有些阴冷。

患儿娜娜，女，7 岁，因患周身疼痛在当地三甲医院住院检查，确诊为急性白血病，AML-M5a 型，做了几次化疗后，病情没有明显缓解，头发开始脱落，周身疼痛，面色㿠白……

患儿父亲通过网友介绍找到我，我一边看着化验报告，一边切着脉。血象：白细胞 15.2×10^9/L，红细胞 3×10^{12}/L；骨髓象显示骨髓增生明显活跃。脉象双侧尺部沉细而软，关部郁涩。患儿双手手心发热，门牙上面呈现细小锯齿状……

看到医院的诊断和西医治疗过程，我想退缩，毕竟活泼可爱的小姑娘是一条生命，而我以前没有治疗过这类疾病，万一……

小孩父亲看出了我的犹豫，"我们以前也不敢到小医院、诊所治疗，但最近有五六个人向我提到您这儿，医院化疗了几次也不见好转，您就帮帮我们吧，这个病是不好治疗，但总不能放弃啊！我们最近也找过不少中医，一听说是白血病，就不给开药了！小孩子很可爱，我们做父母的也不忍心……"还没有说完，他已经泣不成声。

一边听着他说的话，我一边想："西医没有效果，中医难道就该主动退缩？主动放弃？太爷一生看病从来没有退缩过！即使病人只剩下最后一口气了，家属找到太爷，太爷也会帮忙出出主意。我不能让太爷失望，更不能在我手中让病人绝望！"于是我点点头，再次切脉。白血病既然是骨髓的问题，那我就从肾、从骨来分析下药。

青蒿 12 克，胡黄连 10 克，鳖甲 15 克，秦艽 10 克，地骨皮 15 克，银柴胡 10 克，知母 10 克，生地榆 10 克，人参 8 克，白术 10 克，黄芪 15 克，防风 10 克，当归 8 克，生甘草 8 克。我以清骨散和玉屏风散为基础方开了 15 天的药。

患儿服药 7 天后，身体疼痛大为缓解；服完 15 剂，复查血常规，白细胞、红细胞均转为正常！

我有些惊喜，看来思路没错，患儿食欲较差，复诊时我加上健脾开胃的药物，就这样以清骨散加减，根据脉象调整处方，15 天一个疗程，15 天复查一次结果，3 个月后，所有化验结果均正常。

家长非常满意目前的疗效，以为患儿已经康复，于是将医院里与该患儿同时确诊的另外两名白血病患儿介绍过来。这两位患儿因化疗副作用太大，效果不理想，听说娜娜效果不错，也要求服用清骨散加减的汤药。看着 3 个可爱的小孩一天天恢复，我梦中也会祈祷，希望他们能够健康地成长起来！

白血病患儿的抵抗力很差，从脉象来看，肺气严重不足，我一直希望处方中加上玉屏风散能提高抵抗力，但还是不理想。3 个月后，体质最差的那个女孩，因感冒继而并发肺炎，停止服用中药，用抗生素治疗，10 天后病情加重，医院建议病人做化疗。从感冒开始不到两个月人就走了。

每当我想起这个小女孩，我就非常内疚，中医为什么不能很快地恢复她的抵抗力，如果抵抗力强点，感冒就不会发展到肺炎。

剩下的两个患儿，一个到北京治疗去了，而娜娜继续在我这里治疗。治疗肾和骨髓的同时，我开始着手从脾胃来调理，土能生金，我相信通过调理脾胃功能，肺气会充足起来。

半年后患儿体质明显增加，饮食也很好，开始正常上学了，但每天喝三碗中药，患儿很难接受，家长问有没有更好的办法。我也是第一次治疗白血病，建议家长将目前的检查结果拿给医院专家分析分析，也许中西药结合会有更好的结果。

专家看了结果说："如果这个结果能保持三年，应该就没事了！"

"吃三年的中药也没啥事，关键是小家伙喝不下去了，咋办？"家长着急地问我。

"可以考虑做成丸药，这样服用方便些，但效果不好保证了！"我沉思后提出我的建议。

"现在结果已经正常了，就吃吃丸药看看再说吧，每天喝药实在是很艰难！"

患儿父亲的话我也不好反驳，毕竟已经喝了半年的汤药了。我只好按照脉象，结合半年来的治疗心得，开了配制丸药的处方，患儿开始服用丸药。

2007 年 8 月，通过近一年的跟踪治疗，患儿的情况让我深感欣慰。这一年来，除了两次感冒时血常规结果异常外，其他十几次结果均正常，患儿父母也很高兴，毕竟这一年来的治疗让他们看到了希望。

就在大家都放松警惕的时候，患儿右臂上长了个包块，到医院治疗，医院穿刺后确诊为炎性包块，但用了一周的抗生素也没能起效，接着颈部出现多个淋巴结肿大，随即进行骨髓穿刺，结果考虑为白血病复发象！

想想这一年来的努力，听到去北京治疗的患儿几个月前去世的消息，娜娜的父母一下子承受不了了，他们最终放弃了，放弃了化疗，也放弃了中药治疗。也许他们已经绝望了！

想想这一年去世的三个患儿，"白血病"这三个字成了我永远的心结！

我保存着所有的治疗记录，一边总结，一边分析，治疗的全过程究竟出了什么错？为什么中药无法彻底治愈白血病？

每当夜深人静的时候，每当我对学习松懈的时候，我常常提醒自己，中医还有太多太多的责任和挑战，还有不少像白血病这样的"顶峰"需要去征服。

半年后，娜娜父亲打电话告诉我，他妻子又怀孕了，他们正在期待着新生命的诞生，同时感谢我陪他们走过了最困难的一年。

和半年前相比，他们慢慢地走出了绝望的阴影。我带去真诚的祝福，愿他们一家永远平安！

二十八、中医路之提高篇

2007 年的一个很平常的日子，那天下午，我的一个棋友老李过来找我。

"小余，告诉你一个好事！"老李说道。

"啥事，你还特意跑一趟！"我一边答话，一边起身给他倒了杯茶。

"你是知道的，我患有慢性前列腺炎，吃了不少药，就是好不彻底。两个月前，在火车站附近有个摆地摊算卦的道士，给我开了个方，我吃了半个月就好了，我想这方子你肯定用得上，所以送过来给你看看！"老李边说边递给我一张处方。

我接过处方单，是写在一张烟盒纸上的，字迹洒脱，上面就写了三味药，枇杷叶 50 克，艾叶 10 克，苦参 15 克。

"就这？"我诧异地问道。

"是啊，就这！很便宜，一剂药才一块二毛钱！我喝了 18 剂，花了才二十多一点就好了。"

"枇杷叶治疗前列腺炎？"我反复琢磨，还真想不明白，"他平时都在吗？"

"有时不在，上次他告诉我，如果喝了有效，可以再找他开方子治疗风湿。还告诉我，如果没摆摊，可以去刘家沟半山腰找他。"

"道士姓啥？"

"姓张，七十多岁，人很健朗！"

"你什么时候去，带我一起去看看，我想见识一下这位高人。"我诚恳地说。

"好啊，我过来就是想叫你跟我一同去的！"老李高兴地说，"就今晚，我们七点出发，道长白天不在家，我已经打听好他的住所了！"

看到老李如此热心，我就爽快地答应了。

道长住在半山腰，我俩下车后爬了五六分钟的山坡，夜色中看到房子是石头垒成的，很简陋但结实，屋内有淡淡的光线，炊烟从屋顶上冉冉升起。

"张道长，张道长！"老李一边敲门一边喊。

门开了，出来一位穿着一身青衣的老者，"是你啊，进来坐，这位是？"

"他是我的朋友，当医生的。"老李忙介绍我。

"张道长好！"我一边问候，一边将随身带来的酒放在桌子上，顺便打量屋子。房子很小，里面就一张床、四把椅子、一张桌子、一个书柜，角落的灶上正在蒸东西。

张道长问了我的出生年月日，心里默算了一会儿，然后看看我的手相，笑了笑说："你这娃子不错啊！小时候有位懂阴阳的师傅教了你8年医学知识，他与你只有13年缘分，能够教你八年，福分不浅啦！"

我不禁大吃一惊，我太爷在我13岁时去世，我5岁开始学医，正好学了8年，这道长还真是怪厉害的！

张道长给老李切了切脉，然后让我切切脉，我切后感觉右尺沉紧而滑。

"你认为情况咋样？"张道长问我。

"右尺沉紧而滑，沉主里，紧主痛，滑主湿，老李应当是腰部寒湿过重。"我回答道，但我诧异的是，两个月前老李的脉象有上越之势，当时咽喉不适，口里泛酸。

"嗯！"张道长点点头，"你的脉法学得还可以，如果要下药，你认为用哪些药合适？"

"以温肾健脾、散寒除湿为主，处方以附子、茯苓、白术、干姜为主方。"我答道。

"还不错！看来你大学没有白上，但这个病人寒湿非一日形成，附子力量不够，得用川乌、草乌！"

"这两种药毒性太大，我还没敢用过！"

"附子也有毒性！药物的毒性大小与病人的病情有很大关系。如果用药对证了，毒药则是妙药；如果用药不对证，普通的药也会变成毒药。"

张道长随手给老李开了处方：制川乌 30 克，制草乌 30 克，茯苓 40 克，生姜 100 克，杜仲 20 克，五加皮 30 克。

交代老李头煎必须煎两小时，第二煎半小时就可以了，两煎药汁兑在一起分三次服用。

看着处方，我心里还真担心，也许张道长对疾病的认识和我不一样。

我想到枇杷叶，忙问道："您对枇杷叶研究很深啊！"

"枇杷叶是一味君药，不要把它当臣药或佐药使用。这个药好比一位英勇善战的将军，却不显山不露水，常人都不知道它的妙处，此物能降十二经脉之逆气，能化十二经脉之热痰，逆气降，痰热除，很多怪病不治自愈……"张道长毫不隐瞒地讲。

"我刚算过了，你我命中有两次相交的缘分，今天你的到来，也算是其中一次了，我今天给你讲讲人身气化的过程。"张道长将我带到屋角的灶边。

"你看这蒸饭的灶，灶里的火好比人之肾阳，锅里的水好比人之肾阴，而这蒸笼好比人之三焦，最上面一层为上焦，中间一层为中焦，最下面一层为下焦。锅里的水在火的燃烧下沸腾，产生蒸汽徐徐上升，形成上焦如雾、中焦如沤、下焦如渎的状况。"

"如果灶里没火，则水不能化蒸汽，饭自然蒸不熟；如果锅里没水，也不能产生蒸汽，饭也蒸不熟；如果中间这一层半生不熟，蒸汽上不去，就算最下面一层焦糊了，最上面一层也熟不了啊！"

"人体也是一样啊，肾阳虚的病人不能气化，气也不能到达上焦，所以经常口干舌燥，喝再多的水也止不住渴。很多糖尿病初期都是这样的。水喝多了，肾阳又不能化气，代谢也差了，水停在体内，造成身体喝水也长胖！"

"肾阴虚的病人也会口渴，喝水后口渴症状很快缓解，但这些病人容易上火，吃下火药当时管用，长时间吃会导致肾阴阳两虚，就不好治了。这种病人补补肾阴，养养阴分就可以了。"

"脾胃在中焦，胃主降，脾主升，一升一降，中焦如沤，下焦所化之气才能上达上焦，如果脾胃郁塞，升降失常，就如同这蒸饭一样了，中间半生不熟，上面一层是没法熟的，这样的病人也会口渴，调理脾胃就好了。"

"再看看这蒸笼最顶上是个盖子，就好比人的肺——华盖之府，没了这个盖子，饭也蒸不熟，锅里产生的蒸汽都给漏掉了，上升来的蒸汽温度变低后，变成水，这个盖子正好使其向下，沿着蒸笼壁向下流，流到锅里。在人体也是一样的，下焦产生的气，通过肺的肃降，最终变成水液，通过三焦水道，进入膀胱，产生小便……"

我站在灶前，看着灶里的火正在燃烧，锅里的蒸汽徐徐上升，这些平平常常的东西，现在突然变得神奇起来。张道长的一番话，让我醍醐灌顶，我突然明白了很多疾病形成的病机。

"时候不早了，你们回吧，我这几天要找我师父，会离开这里一段时间。小伙子，我们还有一次见面的缘分，到时我再给你讲些东西。"张道长对我和老李说。

我们依依不舍地下了山。第二天老李在我这里抓了 3 剂药，服完 2 剂腰就不痛了，长期口干的毛病也好了很多。

在以后的几个月，我一直想上山找张道长，可又担心他不在，入冬后下了雪，看着呼呼的冷风，我担心张道长在石屋太冷，于是买了 50 斤大米，两斤好酒，上山找张道长，赶到时张道长正在吃饭。

张道长说："我师父算准你今天会来，一早就让我下山，中午正好赶到。"

"喝口酒吧，这屋里太冷了！"我把酒递给他。

"哎，要不是我师父这些天有事，我可以多待几天的，看来这也是命中注定了！明天早上我就得回去了。"张道长喝了口酒，叹了口气。

"上次给你讲了气化，这次给你讲讲血脉吧，帮你将中医的气、血这两块内容参悟透了，对你日后很有好处。"张道长开始给我讲人体的血脉，以及一些与之相关疾病的治法……

二十九、中医路之太极篇（上）

一天上午，我和往常一样，在药堂坐诊，这时药农老张走了进来。

"小余，你好啊！"

"老张，好几年没见了，你咋过来了？"我一边招呼，一边沏茶。

"听说你开了个药堂，过来看看，真不错！这么大的铺面，开张也不通知我一声，我也好过来庆贺庆贺啊！"

"做点小生意，混口饭吃，你最近咋样？找到道士没有？"我问道。

老张一边喝茶，一边谈起这几年来的经历。

附近的武当山为道教圣地，为了找到当年救他的道士，老张多次往返于武当山，在武当山群山之中寻找了整整一年，结果还是毫无音讯。不过老张在武当山倒是采到了很多珍稀药材，也接触了许多修道之人和当地采药的药农。

"这几年来，我也算是收获不少啊！"老张感叹道，"你送给我的《中医基础理论》我看了很多遍，受益不浅。以前总希望能够得到一些好的单方验方，包治百病，我现在不再追寻好方子了。这看病，理、法、方、药，理是第一位，道理想不明白，就算治好了病人也是蒙的，对自己医术提高没有好处。"

"是吗？说说你最近的感悟，也许一些道理你比我先弄明白，让我也见识见识。"我笑道，顺手给老张倒了杯白开水。

"也谈不上感悟，只是觉得治病找到病根太重要了。以前治疗失眠，我会立即用上夜交藤、合欢皮、酸枣仁等这些安神的药，也有效，但总是时好时坏，病人的病情好转不彻底，现在就不一样了！"

"现在咋治疗？"我问。

"失眠有很多原因，病因得想清楚，不能单纯只想到安神来解决问题。有些病人是胆火扰心，经常半夜醒来，难以入睡，这种病人只要清胆火就能解决问题，根本不用服安神的药物。"

"有的病人是心火亢盛，失眠多梦，清清心火，加上点安神的药，效果就很好。有时单纯清心火，用灯心草煎水喝，就能有很好的疗效。"

"有些病人属于心血不足，心虚胆怯，得养心血啊！有的病人是胃肠道有问题，胃不和则夜不安，胃肠道调理好了，失眠自然也就好了。"老张一边喝茶，一边大谈心得。

"不错啊！你也快成失眠专家了！"我笑道。

"以前总是一心想找到绝世妙方，包治百病，现在我开始转换思路了，开始探寻疾病的根本，书上说的同病异治，治病必求于本，说的就是这个理啊！疾病发生的机理搞清楚了，好方随手就是。"老张感叹道。

"是啊，治病就是要治根本，必须探索疾病的本质，盲目地追求绝世妙方不是学医的正道。目前西医一代代地更换抗生素，不就是想研制绝世妙药，而人体疾病的本源又有多少人在真正探寻呢？"我在心里感叹道。

"老张，你的医术又上升一层了！"

"别笑话我了，你是大学生，又有你太爷的真传，这些东西你早就知道了，你想的可能更深入一些，我还得向你学习呢！我找到那个道长了！"

"真的！"我一下子站了起来，这可是老张几十年的心愿。

"没能在武当山找到，我基本上放弃了，一辈子过了一半了，也有家室了，自己摸爬滚打也算入了中医的门，只是觉得这个心愿未了，有些不甘。后来我听人说赛武当也有道士，而且治病很灵，于是我又到赛武当寻找，此山东与道教圣地武当山相望，南同野人之乡神农架相呼应，很有气势，松柏、山石、云雾、霞光，都相当漂亮，由于尚未完全开发，旅游的人少，的确适合修身养性。我在山上一边采药，一边打听，花了快一年的时间，终于找到了！"

"恭喜！恭喜！"我真替老张高兴。

"道长姓李，已是八十多岁的人了，与几十年前变化不大，身体很健朗，一看到他，我就知道我找对人了。道长也还记得我，他看到我第一眼就说：'不容易啊，你算是闯过几道关了，几十年的敲打经络不仅把你胎里带的病治好了，你的身体也强健了啊！'……"老张显得很兴奋。

"道长愿意收你为徒吗？"我急切地问道。

"道长没有表态，只是让我先参悟一句话。"

"参悟什么话啊，参悟透了没？"

"没有，我想了两个多月了，还没有丝毫头绪。这不，听别人说你在这儿开药铺，所以我就过来找你，让你帮我想想。"老张顿了顿接着说："道长问的是何为欲阳而先阴，欲阴而先阳？"

"就是这句话？"我有些疑惑。

"就是这句话，就这么简单！道长说医道不分家，悟医也是悟道，要想悟道，就得先悟阴阳，如果阴阳不明，是没有办法替人看病的，更别谈修道了。"

是啊，药王孙思邈，医道同参，成为一代真人。医道本身就是道，不想，不悟，谈何成道，医术又如何得到提高？看来，我也得多想想。

我站起身来，一边踱步，一边思索着"欲阳而先阴，欲阴而先阳"。一句很简单的话，似乎蕴含着很深刻的道理……

我的思绪一下子回到了去年春节在老家时的一幕。

大年三十的上午，父亲在禾场边劈柴，我在一旁观看。只见父亲举起斧子劈下去，木柴分成两半，干净利索，动作潇洒至极。我心里也痒痒，于是走过去对父亲说："我来试试，正好活动活动筋骨，十多年没劈柴了。"

父亲笑了笑，将斧子递给了我。我参照刚才父亲劈柴的样子，有模有样地劈了起来。父亲在一旁一边抽烟，一边看我劈柴。没劈几块，我就感到双臂发酸，头上、身上开始出汗，似乎没有父亲劈柴时那么轻松。

父亲笑着说："十几年没拿斧头了，能劈成这样算是不错了！劈柴也是有些讲究的，斧子举得要高一些，利用腰部和臂膀同时发力，人才感到轻松，刚才你劈柴时我观察了，斧头举得低了些，这样全靠臂膀发力，自然很累了。"

父亲一边说一边示范，我按照父亲的指点，果然轻松了不少。我一边劈柴，一边想着父亲所说的话，"劈柴也是有些讲究的，斧子举得要高些，利用腰部和臂膀同时发力。"看似简单的劈柴动作，若不经父亲的指点，还真是没想到这些。随后我想到了打拳，拳击手出拳时，总是先将拳头收回来，再打出去，这样才有力度，与这劈柴倒有几分相似的道理啊。劈柴是"欲下而先上"，拳击手出拳则是"欲出而先收"。我一边劈柴，一边思索。

父亲看出了我走神，担心劈出什么意外，让我别劈了，剩下不多的他收尾好了。我站起身，试着拳击手出拳的样子，思索这其中的道理。

妻子走过来，笑着挖苦我："又发什么呆，劈了几块柴，还劈出感想了？"

我笑着说："这下感想大发了！欲下而先上，欲上而先下；欲升而先降，欲降而先升；欲寒而先热，欲热而先寒；欲补而先泻，欲泻而先补；欲散而先收，欲收而先散……"我一口气说了很多。

"什么意思啊？"

"你看这劈柴，要想斧头下去有力道，得先将斧头举起来，举到合适高度，下去才有力道，不是欲下而先上吗？"

"那欲上而先下做何解释？"

"我们跳高时，先蹲下来，再向上跳，才能跳起来，才能跳得高，这不是欲上而先下？"

"是那么回事，继续说！"妻子也来了兴趣，就连劈柴的父亲也停了下来，听我讲了。

"欲升而先降说的自然是用药治病了，如果想用药升提人体的气机，得先考虑反佐降气的药，这样气机得以升发，而不会升发太过，同时升发力度也会增强！"

"欲降而先升，如果想用药降人体的气机，得先考虑反佐升气机的药，这样气机得降，也不会降得太过，同时降气的力度也会增强！"

"有这样的配伍吗？"

"有啊，只是以前没有想通这些配伍的妙处，今天想通了。比如枳壳配桔梗，两者用量相等，一升一降，调节人体气机；如果桔梗量大，枳壳量少，则以升提气机为主；如果枳壳量大，桔梗量小，则以降气为主；还有枳实配白术，珍珠母配柴胡等。"我兴奋地说。

"欲寒而先热是指运用寒凉的药物来清人体热邪时，先要考虑反佐一味温性的药物，这样不会因为大量寒凉的药物进入体内，导致经脉收缩，气机不畅，形成寒药包热邪的'寒包火'的变证，同时有温药开路，寒药才能深入热邪中央，起效更快！"

"欲热而先寒是指运用大量补火散寒药时，先要考虑反佐一味凉性的药物，这样散寒的效果会更好。就好比冰冻的肉块，放在温水中融化比放在沸水中融化还要快，一样的道理。"

"临床上寒热搭配的药物有吗？"学西医的妻子问道。

"有很多啊，比方半夏泻心汤中的黄芩与干姜；乌梅丸中黄连、黄柏与细辛、干姜；芍药汤中的大黄与肉桂。"我轻松地回答道。

"欲补而先泻是指运行补药的同时搭配一些泻药，泻去邪气，补药发挥作用更强，就好比六味地黄丸，三补三泻，经典妙方！"

"欲泻而先补也是很常见的，治疗风湿时，运用祛风除湿药物的同时适当运用补气的药物，这样祛风除湿的力度更强；运用破气、理气的药物治疗气滞时配合使用补气的药物，这样破气而不伤正气，破气力度也会加强。欲散而先收，欲收而先散，同样运用了相同的理论……"

如今想来，去年劈柴的感悟不正是"欲阳而先阴，欲阴而先阳"！

我耐心地将我的感悟解释给老张听，老张听完后一拍大腿，然后紧紧地握着我的手，很激动地说："我终于明白了那些经方寒热搭配、攻补同施的配伍意义了！"

"说说看！"我鼓励道。

"这六味地黄丸，三种补药，三种泻药，我以前一直就不明白，补肾就补肾呗，干吗又要用泻药啊。现在可算明白了，寓补于泻之中，这样祛邪而扶正，更能增加补肾的效果。还有……"

"还有小青龙汤中的细辛与五味子，大青龙汤中的麻黄与石膏，麻黄汤中的麻黄与杏仁，对吧？"

"对！对！你的一席话让我明白了很多道理啊，晌午我请客，我们一醉方休！"

"酒就别喝了，下午还有病人，干脆你也别走了，中午在我这儿吃点便饭，下午一起看看病人，你也露两手。"

"客气了，你的悟性比我高，我们还是相互学习。"

下午我看了十多个病人，其中有一个病人让我记忆非常深刻。

这是一个 34 岁的男性病人，小便淋漓不尽两年，在某三甲医院确诊为"慢性前列腺炎"，前列腺液常规示白细胞（+++），卵磷脂（+）。治疗了一个月，症状稍好转，但数周后稍饮酒又复发。

病人非常苦恼，苦着脸对我说："医生，你看我一个生意人，平时都有应酬，不可能一年到头不沾一滴酒吧，那样生意也没法做了！我这病在医院治了一个月才好点，前几天喝了一顿酒又犯了。你一定得帮我想个办法，不然太痛苦了！"

我开始切脉，病人右手脉象有下陷之势。脾本升清，脾气下陷，土入水中，清气不升，清浊相混，湿被热炼，化为湿热，女性则患妇科炎症，男性则易患前列腺炎。前列腺外有结缔组织包裹，非一般药物能进入，所以常规治疗难以取效。时间久了，脾气下陷，脾能生肺，土不生金，导致肺气亏虚，造成金也无法生水。肾水既无金之化生，又受脾土所乘，病人自然就肾亏了，表现为性欲下降，腰酸背痛，精力较差。

我给病人用了六味地黄汤，加上艾叶、天丁（皂角刺）、白术、蜈蚣、萹蓄、红藤、土茯苓、马鞭草等，意喻扶正祛邪，攻补兼施。用天丁的目的在于增强药物的穿透力，以期药效直达前列腺。

老张看了看我的方子，对病人说："你回家弄上一斤生南瓜子，每天吃一小把，配合中药，效果会更好。"

病人走后，我忍不住对老张提出了我的疑问，"为什么要用南瓜子呢？"

"前列腺炎的中医辨证多为湿热，缘由为土陷水中，对吗？"

"是啊，这一点从脉象上来看，也是很清楚的。"

"治疗的关键在于升脾气，而不是祛湿热，脾气不升，湿热永远也除不干净。我想你方中用白术也是这个目的，用白术恢复脾之升清功能，同时加上补肾和除湿清热的药物，从这三个角度入手，处方的确很妙，但白术现在质量都不是很好，加上南瓜子就好了。"老张慢悠悠地说。

"难道南瓜子就可以恢复脾之升清功能？"我有些疑惑。

"去年碰到李道长，他教了我南瓜子的妙处。这里面有个故事。"

有一年李道长种了一株南瓜，长势很好，到秋天成熟了一个大的南瓜，可惜几个月不在家，结果好好的一个南瓜就这样烂掉了。第二年，李道长发现在烂南瓜的地方长出了许多南瓜苗！

"这很正常啊！"

"我也认为很正常，可李道长认为不简单！"

"南瓜烂掉了，化为一包腐烂又臭的稀泥，南瓜子在这稀泥中待了几个月，应该烂掉才对，现在没有烂掉，这就有问题！"

"什么问题？"

"南瓜子处于浊阴之处而不腐，来年能从浊阴之中长出新苗，这就不简单！"我看着眼前的老张，想着李道长的话，感觉李道长对身边事物的感悟已经到达了一个高度，一个我无法企及的高度。

几天后，病人反映服用中药，吃生南瓜子，疗效的确很好，我不得不佩服老张和李道长。

后来有一次，我读到《太氏药谱》，在书中看到了关于冬瓜子的感悟：

"用冬瓜子治疗肺病、肠痈在《金匮要略》中皆有记载，而冬瓜乃瓜果菜食之物，其子何能有此效？常见冬瓜子抛入猪粪坑中而不腐烂，次年凡施用猪粪之处可自然生长冬瓜。于秽浊中生长的冬瓜，其味甘淡，甚为爽口。注意观察这一现象，从中悟出冬瓜子'极善浊中生清，其子抗生力强，更属清轻之品'。根据冬瓜子升清降浊，清可去实的特点，用来治疗咳喘脓痰、肺痈、肠痈、妇科带下，以及湿热病过程中出现的湿浊阻滞，都具有显著疗效……"

我不由得感叹：医路虽广，道却一同！

老张拜访我后10天左右，他又来找我，满脸既是高兴，又是失望，我不由得询问起来。

老张对我说："李道长听完我对'欲阳而先阴，欲阴而先阳'的解释，惊讶了一会儿，就对我说想见你！"

"见我？"

"是啊，我也觉得很奇怪，道长说他早就知道你了，你和他将有一面之缘，他想见见你。道长人不错，说不定会教你一些东西。"老张极力劝我。

想着李道长能从一个烂南瓜中悟出治疗湿热的道理，我的确很想见见这位高人，看看这位高人是如何悟医、悟道、悟天下的！

三十、中医路之太极篇（下）

在一个风和日丽的早上，我安排好了药店的事情，和药农老张一起向赛武当进发。赛武当不愧一个"赛"字，它的主峰比武当山的天柱峰还要高一百多米。但相对于道教圣地武当山而言，这里的游人少了许多，越发显得青山静幽。

一路行来，山势渐陡，微风轻拂，许久没有户外活动的我感觉心情格外的舒爽。不知不觉，爬了三个多小时，有些累了。看看已经到了半山腰，我们便坐下来小事休息。坐在山路边的大石上，看着山顶的白云，弥漫一片，像朵朵的棉絮似的，远处是一抹蔚蓝的青山，有几朵锦簇般的浮云，这时候阳光灿烂，天上的云朵亮得像是镶上了银边，在和风吹拂下，它们在慢悠悠地飘荡。白雾般的云彩被远山衬得越发皎洁。耳畔似乎还若隐若现地听见清脆的鸟鸣声……"真是修行的好地方啊！"我感慨道。

"是啊，李道长在这儿修行了好几年了。看，他在那儿呢！"

老张指着远处对我说。在几十米开外的小山头上，有一块平地，那儿有位老者正在打太极拳，气定神闲，如同仙人。这时刚好一缕雾气从他身边飘过，道长的动作让云雾欲升而不能，生生地被他的手掌吸引，我隐隐约约看见在道长的身前、身侧凝成了三个太极图。我和老张慢慢地走近，却都不由得放轻了脚步，怕惊扰了老人。随着道长收功，雾气慢慢散去。

"你们两个过来吧，不要傻站在那儿了！"老道长的一句话惊醒了我和老张。

不远处的道长个子不高，但当真有几分道骨仙风，满头的白发挽成发髻，一身青色的道袍，稍有些陈旧，但很整洁。尤其是一双眼睛，温润有神，丝毫不显老态。

"道长，您好！"我上前一步，准备自我介绍。

"小友，你能够悟通'欲阳而先阴，欲阴而先阳'的道理，悟性的确不错。医学之秘，不在于一药一方，也不在于药量，其秘在于参悟医理！而医理也是人性的反映啊，就拿批评人来说吧，先表扬几句，然后再批评几句，那么批评就容易被接受。你刚才看到我打太极拳，想到了些什么？"

回忆刚才印在脑海里的一幕，我慢慢地说："刚才看您打太极拳，我仿佛看见了在您身前、左右两侧的云雾形成了三个太极，您的太极拳影响了云雾……"

"你所看到的只是表象啊，你要明白万物禀天地而生，均为阴阳交融的产物，打太极练的是气血，你看到我影响了云雾，却看不到太极推动着我体内的气血运行，在这山高雾冷之处，你们两人感到丝丝凉意，我却是微微汗出，这就是太极推动我的气血运行的结果。"

"我以前也练过太极拳，老师讲过打太极拳要柔中带刚，刚中带柔，刚柔并济，但并没有讲过通过打太极拳锻炼气血啊？"我心中暗想。

道长似乎看出了我的疑惑，"太极之意你还没有搞清楚啊！天地之大，莫大于太极；天地之小，莫小于太极！人禀天地而生，太极之图，阴阳交会也！人身形成，阴阳交会也！"

我们三个人坐了下来，道长开始谈论人体，谈论太极。

"阳为天，阴为地，地之清气上升为天，天之浊气下降为地。阴阳升降之中，相互影响，阴阳之间的平衡在动态中形成太极。这种类似的图形，在宇宙中可见于星体的排列，在地球可见于各种阴阳二气的对流运动。"

"龙卷风是冷暖空气的对流形成，是否也是一种太极？"我问道。

"可以这样理解，太极无处不在。在人体，气属阳，血属阴，人体阳气上升，阴气下降，人身就是一个太极。"

我还是有些疑惑，"人身若是一个太极，那五脏精气是如何运转的呢？"

道长站起来，一手指着天边的太阳，说道："太阳从地球的东面冉冉升起，而肝气从人体左侧徐徐上升，太阳从西边缓缓落下，人体内阴气从右侧通过肺的敛降徐徐下降。"

"大地之中的水湿能够滋养树木，树木不会枯萎；人体的肾水也能滋养肝木，防止肝火过亢。"

"海水被太阳照射，蒸发后化为水气而上升为云，可以遮挡太阳的炎热；人体的肾水随肝气升腾，可以上达济心火，防止心火过亢。"

"太阳的照耀能够温暖大地，大地得温能生长万物；人体的心火下移，可以温暖胃土，胃得温可以腐熟水谷。"

"太阳照耀后，土地变暖，温暖的土地热量下传，可以使土中的水湿得以温暖；人体心火的热量，通过胃气的下降，可以下交于肾，温暖肾中的寒水。"

"大地的核心——地核中的热量可以向外散发，温暖大地的至深之处，其暖可以缓缓上升,土地中的水气上升可以化为云彩,乌云的汇集化为雨水下降,这是天地的循环。在人体,肾中一缕阳气徐徐上升,温暖脾脏,脾脏得到肾阳的温养,将小肠转输过来的食物营养成分,通过沤的作用,化为精微之气,上升至肺,肺将精微之气中清的部分宣发,滋养皮肤和毛发,浊的部分向下敛降,滋养五脏六腑,废弃之气化为水通过三焦经,入膀胱,变为小便,这是人体自循环啊!"

我和老张坐着,看着道长手指天地,讲述着天地的"气血循环",我不禁想起《黄帝内经》中提携天地、把握阴阳的上古真人,眼前的道长不就是在提携天地、把握阴阳吗? 我心潮澎湃,一时间有些走神。

道长顺手拾起一根树枝,在地上画了个大大的太极图,太极图的左侧写上肝,右侧写上肺,上面写上心,下面写上肾,中央左右分别写上脾和胃,人体这个太极通过道长的讲述就清晰地摆在我的面前。

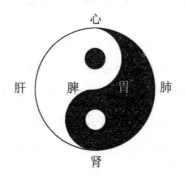

我想起了去年张道长曾经讲过的气血理论,不就是这个太极图的两仪吗? 左侧属阴,主血,靠心来推动;右侧属阳,主气,靠肺来推动,这一阴一阳就好像两个轮子,推动了人体生命运行,李道长打太极拳,不就是推动这两个轮子运行吗?

我将我的感悟告诉给李道长,李道长开心地说:"小友悟性真的不错,看来去年我让小徒给你讲气血循环没有白讲,这一年多来你一直在参悟啊,不错,人体气血就如同两轮。"

道长一边说一边将太极的两仪分割开来,太极图演化为有传送带的两个轮子,道长指着两轮图说:"疾病的产生就是两个轮子的运行出现了障碍,我们治病也不过就是找到轮子的卡壳点，然后针对性地修理罢了……"

"历代医学大家分为很多派别，只是他们各自站的角度不同，有的侧重于调理脾胃的升降，有的侧重于调理肝胃，有的侧重于调理心肾，有的单纯从肾入手……"

"角度不一样，都是为了恢复气血阴阳两轮的正常运行，就好像车子陷在泥潭中，你可以把它从前面拉出来，也可以从后面把它推出来，不同之处只是着力点不一样，但最终结果是一样的。"

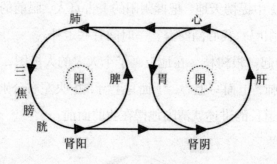

人身如两轮

道长的每一句话无不在我心中激起阵阵波澜，我反复思索多年的疑惑终于解开了，我仰望山顶茫茫的云雾，其间隐约有一条道，它正通向中医的巅峰。

道长似乎看透了我的心思，他站了起来，指着山谷中丝丝缕缕飘起的白雾，以及山涧正飞流而下的溪流，告诉我："历代医家治病方法不同，但'道'是相通的。"

"中医的最高境界不是辨析阴阳，也不是五行辨证，只是一个字——道！道从浅层次理解是阴阳五行，从深的层次理解就是太极。"

"道是什么？道是宇宙天地之间的变化规律，是法则，是趋势……只有把握了这种法则，看到天下万物变化之规律，一切复杂的问题才能迎刃而解。"

"大医治国，心中要有道，要有天下；小医治病，心中也要有道，心中必须要装得下五行，但这天下、这五行都必须顺应天地之道！"道长说得斩钉截铁。

我再次陷入沉思中，我站起来，一边踱步，一边思索，太极，阴阳五行，《内经》，《伤寒论》……所有这些最终汇集起来，加以提炼，的确就是道，讲的是天地造化之规律、人体脏腑之规律、疾病传变之规律。

我想起我的太爷，虽然他没有系统地学习中医，但他悟出治疗疾病的方法，在临终前跟我讲过，"治病一定要顺其性，养其真……脏腑之性得顺，脏腑之真得养，其病不治自愈。"这不就是顺应脏腑之规律，顺应脏腑之道吗？

人法地，地法天，天法道，道法自然。我似乎慢慢有些明白了！

数年后，我看电视连续剧《李小龙传奇》，李小龙一生都在探索武学，最终将武学凝聚成一个字——道。他取师传咏春拳及其他各门派武术中的精髓，创立了"截拳道"，将道融于武学之中，将阴阳融入攻与防之中，中医治疗疾病不也是"攻"与"防"……

任何事物在最高的境界——道是相通的！

道长对医学的领悟让我佩服，我禁不住问道："不知道长是如何认识肿瘤的？"

道长微微一笑，指着不远处的一颗大松树说："你看看，这棵松树已经长了上百年，树上有这么多的疙瘩，对于这棵树而言，这些疙瘩就是瘤啊！你想过没有，松树为什么能够带着这些瘤成长上百年？其实在肿瘤的治疗方面，我们人类走了太多的弯路，我们应该向大自然学习，取法自然。对于肿瘤早期病人，通过调理人体气血两轮进行治疗，正所谓流水不腐，户枢不蠹，气血流畅，癥积难成。而对于晚期肿瘤病人，其病已成，五脏已衰，此时更应该做的是培养正气，让病人生存质量提高，寿命延长，就是胜利，大可不必与肿瘤生死相搏，徒耗正气，加速死亡。"

我和老张不时向道长咨询一些疑难杂症的治疗，而道长的回答从不拘泥于一药一方，但往往能从道的高度为我们开启一条新的思路，让我们茅塞顿开。

不知不觉中天色已晚，我和老张向道长辞行，临行前道长对我说："道存在万事万物之中，平时多想想天，想想地，想想人，多观察身边的生活小事，由小悟大，取近知远，这样你才能不断提高医学修为。"

道长转身对老张说："我们师徒的缘分已经错过，不可强求，不过，你如能安排好家人，我们倒可以结伴云游四方。"

本来还有些沮丧的老张十分激动，"追随前辈是我多年的心愿，现在我的儿女都大了，也很孝顺，我也没什么不放心的。我即刻安排好家事，尽快上山来找您！"

夕阳之下，林间的小道显得更加幽静，我和老张慢慢地向山下走去，各人想着自己的心事。

医学之林就如同这茫茫林海，李道长给我指引了一条"医间道"，我暗下决心，不光要在这条"医间道"上走下去，等到时机成熟，我还要将"医间道"传播给更多的人。

三十一、中医路之感悟篇

拜访完李道长之后，我的临床思路有了很大的转变。

太爷说过，"凡事要从大处着眼，从阴阳入手！"

火神派领军人物郑钦安在《医理真传》中写道："思之日久，偶悟得天地一阴阳耳，分之为亿万阴阳，合之为一阴阳。于是以病参究，一病有一病之虚实，一病有一病之阴阳，知此始明仲景之六经还是一经，人身之五气还是一气，三焦还是一焦，万病总是在阴阳之中。""病情变化非一端能尽，万变万化，不越阴阳两法。"

从他的学术思想中，我深切体会到阴阳辨证在疾病治疗中的重要性，临床上通过辨析阴阳，常常屡获奇效。但也有很多时候病人的病机错综复杂，寒与热、虚与实相互交织，分阴阳，立法度，失之毫厘则谬以千里。

谈阴阳易，辨阴阳难啊！

李道长的思维已经站在了阴阳之上，从天地之规律、五脏之规律来认识疾病，认识阴阳。可以说如果不是站在道的高度看阴阳，往往容易出错，因为临床上有真阳虚，也有假阳虚，在疾病表象和疾病本质之间，常常扑朔迷离，有时很难绝对地辨析阴阳，就好比无法绝对地说一个人是好人还是坏人。

李道长的医道却给了我很大的帮助，顺应天地之道，顺应脏腑之道，顺应五行之道，则理清而思明！

咽炎、口臭、牙痛、食管炎、反酸，西医会按照几个病来治疗，我以前会分析是虚火上炎还是实火亢盛，因为这些病阴阳虚实分不清楚，用药效果会有天壤之别，现在治疗思路则大大不同。

一男性，36岁，经常口臭，咽喉部异物感，反酸，胸骨后疼痛，伴恶心，医院诊断为慢性咽炎、胃食管反流病。服用慢咽舒宁、奥美拉唑、阿莫西林、吗丁啉等，治疗两周，病情好转，停药后又复发。

切脉时，发现病人右手脉象有上越之势，病人咽炎、口臭、食管炎、反酸都是胃气上逆所致。胃以降为和，这就是胃气的特性，是规律，是道，逆之则病，顺之则安！

在道的指引下，通过降胃气，纠正逆乱的气机，顺应胃腑的特性，使浊气下行。我重用枇杷叶40克，加上黄芩、黄连、干姜、甘草，病人服用一段时间就彻底康复了。

道长临别时的一番话，时刻提醒着我，"道存在万事万物之中，平时多想想天，想想地，想想人，多观察身边的生活小事，由小悟大，取近知远，这样你才能不断提高医学修为。"

我太爷对我说过，"平时多想想天，多想想地，想想身边的万事万物，再想想五行、五脏，取象于天地，类比于五脏，这样很多疑难问题都可以得到解决！"

几十年过去了，太爷的话一直正确地指引着我，而如今李道长的一番话，让我更深层次地理解了太爷当年的苦心！

先有道，才有阴阳！医道参悟透了，阴阳辨析自然十分清晰。

天冷了，早上洗脸用的是热水，洗完后，我将毛巾挂在阳台上，晚上洗脸时发现毛巾上半部分已经干了，而下半部分仍然是湿的，而且最下端居然还结了少许冰块。我拿着毛巾沉思了很久。

湿性趋下，毛巾湿透后挂起来，水向下流，上半部分自然先干了，下半部分反而更湿，加上天气原因，时间长点，慢慢就会结冰。

湿性趋下，这是自然界的规律，就是道。

"伤于湿者，下先受之。"《黄帝内经》里写得很清楚。我们记得很熟，用得却少，临证时常常容易忘记。

常有病人说："医生啊，我每天上楼时两腿好像灌了铅，沉重无比，咋回事啊？"而西医立马会想到脑血管的问题，建议做头颅 CT，结果常常是正常的；刚上临床的中医，会有些茫然，认为是疑难杂症，为啥两腿好像灌了铅，而腿又没有肿呢？

其实，人体就像这毛巾一样，白天站立时间多，湿性趋下，所以下肢的湿邪就会偏重，会出现双腿很累的感觉；如果湿邪较重，感觉就像两腿灌了铅，沉重无比了。

如果气温高，则毛巾下端会及时干爽，就不会结冰了。在人体，如果肾阳足，没有亏虚，或亏虚不重，则下半身湿邪会被肾阳蒸腾，化为气而上升，在人体进行循环；如果肾阳虚衰，就好比这冬天挂着的湿毛巾一样，湿邪盘踞于下焦，自然两腿像灌了铅，沉重无比了。

夜晚卧床休息，最低处就不是下肢，而是与床面接触的部位。按照湿性趋下，应当与床接触的部位不舒服啊！

事实情况正是如此，不少病人反映，白天还好，只是感觉双腿有些累，到了晚上睡觉，前半夜还可以，后半夜慢慢开始出现腰痛、背痛，凡是与床接触的部位都感到很累，疼痛，早上五六点钟疼醒，起床后活动活动就好了。

其实这就是湿邪由白天积于双下肢，晚上向接触床面的部位转移的结果，也是湿性趋下啊！

看到湿毛巾，想到湿性趋下，想到脾肾阳虚，想到正气不足……

一女性，为餐饮从业者，长期接触凉水，一个月来出现双下肢沉重，上楼时好比灌了铅一般，晚上睡觉，刚入睡时很轻松，天亮前周身酸痛，腰部尤甚，不得不起床活动筋骨，活动半小时后疼痛自行缓解。医院怀疑为"类风湿"，但检查指标均正常。

病人找到我，讲述完病情，我给病人切完脉，开了方。附子 30 克（先煎 2 小时），炒白术 20 克，干姜 15 克，怀牛膝 15 克，茯苓 30 克，桑寄生 20 克，五加皮 15 克，黑豆 30 克。病人服用 3 剂后，病就好了。

这就是从生活中悟道啊！先悟道，再辨析阴阳，然后辨析脏腑气血，就这样一通皆通。

尝到了悟道的甜头，我便按照太爷和李道长的话，观察生活中的细微之处，在生活小事中体会道的存在。

李道长说过，大医治国，心中要有道，要有天下；小医治病，心中也要有道，要装得下五行，但这天下、这五行都必须顺应天地之道！真良言也！

感悟到湿毛巾的故事后，没过几天，一个老病人过来我，闲谈中谈到他的老寒腿，老爷子说："我自己找到一个良方，治好了我的老寒腿。"

"什么良方啊？"一听能治好老寒腿，我就来了兴趣。

"就是入秋开始戴护膝，已经坚持两年了，这两年来再也没疼过。"

"效果真这么好？"我问道。

"我这老寒腿有十多年了，吃药无数，吃药当时好些，没过几天照旧。我反复琢磨，这老寒腿不就是怕冷吗？我让它冷不着就是了！于是每年一入秋，天气稍冷我就开始戴护膝，还莫说真管用，坚持了两年，现在仍然坚持戴。以前我这腿就是天气预报，现在预报天气不灵了，平时也不疼了。依我看，这老寒腿的关键问题还是抵抗力差，戴上护膝，增加一层保护层，就好了。"老爷子很有心得地说着。

晚上我一直在想，为什么农村将风湿称为死不了的癌症？为什么许多病人服用那么多治疗风湿的药都不能彻底治愈？为什么一个护膝，加上注意保养，效果比药物还好？护膝不就是提供了一层保护层吗，难道风湿病人少了这个保护层，病人体内的风湿寒邪驱散后容易再次进入人体？这种保护层应该属于中医卫气的范畴，难道补充气血，让人体卫气充足，就可以治疗风湿？

后来在治疗风湿的时候，运用散寒、祛风、活血、通络、止痛等方法时，还用上黄芪、当归、防风、白术等来提高正气，病人服用后病情好转也快了，调理阶段就直接以扶正为主，这样风湿复发的机会就少了很多。

是啊！中药治疗风湿，除了祛风除湿，更重要的是给病人"配个护膝"，即补充卫气，这样风寒湿邪就不会去而复返，病人的病情才能彻底好转！

风湿需要护卫气，其他的疾病呢？我的思绪受到"护膝之道"的影响。

许多病人稍稍吃生冷食物就会腹泻，这是肠道寒邪在作怪。西医认为是慢性肠炎。我在想，难道就不能给肠道也带上"护膝"（即提高肠道的抵抗力），如果服用温暖下焦的药物，如附子、艾叶、干姜、小茴香等恢复肠道的阳气，散去肠道的寒邪，不就是给肠道配上"护膝"了吗？

在这个思路的指导下，我将芍药汤变化后运用于临床，治疗各种慢性肠炎，取得了很好的疗效。

有些病人经常鼻塞，稍稍受凉必然喷嚏不断，西医诊断为过敏性鼻炎。《内经》云头为诸阳之会，如果头部阳气不足，自然稍稍受凉就会鼻塞了。能不能将"护膝之道"也运用到头部？后来遇到这样的病人，我试着让病人戴上帽子，暖和起来，让头部出出汗，病情果然好转了。

一女性，45岁，因受凉后出现鼻流清涕一周，清涕量大，每天需用十余包餐巾纸，伴畏寒、怕风。在三甲医院就诊，怀疑为脑脊液漏，结果检查正常。无奈中寻求中医治疗，就诊时六脉沉迟。

"病人原本素体阳虚，复感寒邪，进一步加剧内寒，导致阳不化气，水湿之邪随肝气升腾，上犯清窍……"想到这些，想到李道长讲的人体太极气血循环图，我便开了一方：附子30克（先煎2小时），干姜20克，苦杏仁15克，通草10克，生麻黄15克，细辛10克，黄芪40克，桂枝10克，甘草10克。

病人服用1剂后病情大为减轻，2剂治愈。

以前治疗这类疾病，我会习惯性地用上苍耳子、辛夷花这些药，如今明白了人体阴阳气血循环的规律，明白了"护膝之道"延伸的人体正气不足，看病的思路也就不同了，效果反而更好了！

道无处不在啊！

就这样，我一边感悟生活，感悟医道，一边研读《黄帝内经》，从学医到现在已经有二十多年了，《黄帝内经》也看了很多遍，如今在道长的影响下再次翻阅《黄帝内经》，发现《黄帝内经》中所讲的就是对医道的阐释。正因为它立根为道，所以千年不衰，也正因为它讲的是医道，所以每一句话都是圣言。

"上古之人，其知道者，法于阴阳，和于术数……"

"阴阳者，天地之道也……"

"至道在微，变化无穷，孰知其原！……"

......

我感慨于《黄帝内经》，感慨于古人的智慧，也感慨于李道长对道的领悟。

如何感悟医道，不断提高自己的医学修为？如何才能更好地为病人服务，让临床上的疑难杂症越来越少？我一直在思索着。

夏天回老家，父亲正准备赶牛车拉稻谷到镇上碾米。不放心父亲一人赶车上坡下坎的，我便随父亲一同前往。

下午碾完米，我们慢慢悠悠赶着牛车往回走。回家要经过几个大坡，可能牛老了，上坡时再怎么用鞭子抽，它总是边走边歇。

"牛老了，拉不动了！"我感叹道。

"这点活它还是可以干的，只是上午没吃草，这会儿没力气了。这时你再怎么抽它也没用。干脆，我们休息会，我抽支烟，让它吃吃草，再赶路也不迟。"父亲将车停了下来。

我们一边聊天，一边看着牛大口大口地吃草。父亲的话没错，半小时后，我们再赶牛，这家伙果然有力气了，拉车也快了。

"牛拉不动车，是因为没吃草的缘故啊！"

回到家中，村里有人听说我回老家了，过来求诊。

病人患的是顽固性便秘，看看病历，以前吃过不少中药，有麻子仁丸加减，也有增液汤加减，还试过用番泻叶泡茶喝。

病人很痛苦地说："刚开始这些办法都有效，慢慢就没效了。现在一周也难得解一次大便，而且还很干，平时经常口渴，心里总发热，想喝点凉的，冬天脚冰凉，来月经时小肚子痛。上个月一个老中医看后，说是体内寒气偏重，喝了5剂药，来月经不痛了，大便还是不好，现在这肚子鼓鼓的。"

我看了看病人舌苔，舌根部发白；切脉右尺沉迟而涩，左关郁滞。从病机上分析，病人的确有肾阳虚衰、肝郁化火、肝血不足的情况，但这便秘是怎么造成的？我一边看着病历，一边沉思。

远处父亲正在给牛喂草，看着高高兴兴吃草的老黄牛，想起它下午怎么抽打也不愿意拉车的样子，我仿佛明白了一些道理。

"病人肝气郁结，郁而化火，热扰胸膈，心胸烦热，贪凉饮冷，时间久后，导致肠道积寒，同时伤及肾阳。寒性收引，肠道寒邪过重自然血行较差，肠道得不到血液的滋养，就会蠕动无力，就好像家里的老黄牛一样，吃不到草，无力拉车。"

"用大黄、番泻叶之类通便，就好比用鞭子抽打饥饿的牛，无论怎样抽打，饿牛都没力气拉车。"

想明白这些，我再看看镇上老中医的方子，温补脾肾，润肠通便，思路很好，于是在原方基础上加入栀子、淡豆豉、香附、三七、赤芍、红藤、桃仁。

一个月后，老家打电话给我，谈及此病人，说病已治愈，效果很好。

一次拉牛车的感悟让我再次深切感受到医道的重要性。牛吃不到草，无力拉车。我们人体除了肠道供血不足、蠕动无力外，还有很多这样的情况。大部分疾病的形成都是虚实夹杂，因虚致实。

比如高血压的病人，有些病人是因为脑供血不足，反射性调节血压升高，才能满足头部的供血问题。这种病人只需要解决头部供血不足的问题（如颈椎病），血压自然会恢复正常。如果头部供血不足的原因不解决，只是天天服用降压药，维持血压正常，虽然看上去血压正常，但病人头昏不适得不到改善。还有的病人，不是头部供血不足，而是外周末梢血液循环很差，缺血，导致血压升高，多见于血黏度增高的病人，如果不改善外周供血，单纯降压同样意义也不大。

大自然中有高山，必有低谷。正如老子所说："故有无相生，难易相成，长短相形，高下相倾……"这是规律，是道！无与有，难与易，长与短，高与下总是相随的。看到高血糖的病人，我想到是否人体有些地方缺糖，糖的高低之间是否因脾的运化输送出现了问题……

一种疾病如果没有想透其中的道理是很难治愈的，即使碰巧治好了，对自己的医术也没有任何提高。

李道长和太爷说的没错，学医要多从身边的小事感悟医道！

学而不思则罔，思而不学则殆。

我相信通过自己的努力，一定可以悟出更多的道理，最终领会中医的神奇！

三十二、中医路之挑战篇

自从李道长给我讲了太极，讲了医道以后，我便学会感悟生活，感悟医道，对疾病的认识上了一个台阶，治病的效果还比较理想。

在我内心深处，我相信中医是最科学的，但也是最深奥的。学中医关键是要悟，说白了就是要想通。道理想通了，就没有疑难杂症可言了，都是可以解决的常见病。

我时常告诫自己，要对中医有信心，要持之以恒，要静心参悟，医道的确很深，但悟透了，又很浅……

2008 年 6 月 12 日，一个普通的日子。

一病友来找我，看我病人多，就坐在候诊区，待所有病人处理完后才过来。

"我父亲得了胆管癌，已向肝门转移，医院手术探查后认为没有手术机会，放弃外科治疗，想请你用中药试试！"病友开门见山地说。

我心里一沉，自从白血病的伤痛之后，我对癌症一直在研究，但仍没有什么大的突破。如果是普通的疾病，我相信能够治愈他们，还他们以健康，但面对恶性肿瘤，我却有些汗颜。这一年，我看过一些肿瘤晚期的病人，往往都是家属请到医院会诊，而我所能做的只是用些中药来暂时缓解他们的痛苦，仅此而已。现在如果将虽然微弱但仍燃烧的鲜活的生命交付到我手中，让我来拯救，我真的有些犹豫，如果好了，皆大欢喜，如果……

看出了我的犹豫，他说："医院基本上放弃了，没关系的，老朋友了，我们相信你，万一走到尽头，也不关你的事，你也可以学一学！"病友的话充满着鼓励，同时给予着希望。

"西医已经放弃的，中医不能放弃！只有给予了病人希望,病人才有机会！"想到这一年多来对气血的参悟，想到李道长对肿瘤的见解，我点了点头。

第二天病人在家人的带领下过来就诊。

男性，65 岁，胃癌术后 3 年，发现胆管肿块 1 个月。病人 2005 年曾经因胃癌手术，切除了三分之二的胃，术后恢复较好，体重恢复到术前状态。3 个月前，病人开始出现面色发黄，并未在意，1 个月后黄色加重，在买菜时遇到医院医生，建议住院检查。门诊 B 超发现肝外胆管肿块 2.6cm×1.1cm，结论为肝外阻塞性黄疸、肝外胆管上端占位性变病。磁共振胰胆管造影显示肝外胆管中上受阻，急性病变，累及胆总管。随后入院手术探查，发现肿瘤位于肝总管，包绕整个肝十二指肠韧带，侵犯肝门结构，并延伸入肝内，胆囊明显萎缩。考虑病人年老，肿块已延伸入肝内，医院放弃手术切除。

就诊时病人面色萎黄，说话有力，饮食尚可，体重 128 斤，舌质青紫，两侧可见齿痕，舌中部、根部白腻而厚。切脉：左右寸部虚无，左右关部浮郁，左关如豆，左右尺部沉实有力。从病人说话、饮食状况及脉象来看，正气尚存，可以一搏，我于是制定了治疗计划。

长期医嘱：①要求病人购买生牛蹄筋加水熬 9~12 个小时，熬成浓汤，一斤服用 5 天，每天服用两次（事实证明这是很对的，在此后的一年内，病人白蛋白基本上在正常范围内）；②严禁吃含有动物脂肪的食物；③适当锻炼，放松心情，积极应对，乐观生活每一天；④每 15 天做一次 B 超，观察肿块大小。

病人脉象显示双侧寸部细弱，关部郁塞，正如张道长通过蒸饭比喻的那样，"中焦不通，半生不熟，上焦不能如雾，下焦已成焦煳状态。"

按照道长的阴阳气血循环理论，病人目前中焦郁涩，疏通中焦，应当恢复肝脾功能，同时还得针对包块进行治疗，遂开如下处方：柴胡 10 克，茵陈 20 克，川楝子 15 克，乌药 10 克，郁金 30 克，枳壳 20 克，党参 20 克，玄参 20 克，生牡蛎 20 克，全蝎 10 克，蜈蚣 2 条，甲珠粉 10 克（冲服），僵蚕 10 克，三棱 20 克，莪术 20 克。共 5 剂，水煎服，每日 1 剂。

5 天后复诊，未见不适，排气增多，食欲增强，舌苔白腻，关部郁涩稍舒，原方稍做调整，继续服用 5 剂；10 天后复诊，未见不适，食欲可，舌苔仍白腻，脉象如故，再进 5 剂；15 天后行 B 超检查，结果显示包块没有长大，但也没有变小，脾脏厚度减少。

在没有服用任何抗癌西药的前提下，单纯服用中药加食疗，经过 15 天治疗，肿块没有长大，看来服中药对癌细胞起到了控制作用。看到检查的结果，我坚定了信心！

于是再次给病人切脉：左关郁涩，右尺沉细而弱。舌根白腻。病人肝胆瘀滞不通、脾肾阳虚的病机慢慢显露出来，按照张道长的气化理论，当考虑温补肾阳，升脾降胃，同时疏肝利胆，于是开下方：

附子50克（先煎），干姜20克，肉桂15克，党参40克，黄芪40克，茯苓40克，白术30克，木香40克，炙马钱子6克，玄参20克，生牡蛎20克，川楝子15克，乌药15克，三棱30克，莪术30克，郁金30克，熟地黄40克，制何首乌40克，大蜈蚣4条，全蝎10克，白英20克。5剂，每日1剂，水煎两遍，混合后浓缩成750毫升，分3次内服。

服完后，病人体力恢复，从家中走来（4公里左右），但时有恶心感，于是在上方加竹茹25克，生鸡内金30克，生姜20克，再进5剂。

第二个疗程结束后复查，肝功能好转，B超结果显示包块没有变化，病人体力恢复，信心大增，认为采用中药治疗的路子完全正确，至少1个月下来，没有向西医所说的不好的方向进展。

想起李道长当时指着长瘤的松树给我讲的一番话，看到现在治疗1个月后的结果，我的信心也增加不少。是啊，不让病人失望，也不能让李道长失望！

我一边治疗，一边总结治疗经过，发现茵陈蒿汤治疗阻塞性黄疸还是有效的；温肾健脾对体质的恢复是很好的；炙马钱子、玄参、生牡蛎、三棱、莪术、蜈蚣、全蝎、白英、半枝莲、半边莲对肿块的抑制作用是确切的。

在随后的4个月内，我基本采用上述办法，调节病人体内阴阳二气的循环，努力疏通体内郁结的气道，病人病情一直很稳定，5个月的生存期已经超过了西医的预测。我有理由相信，病人坚定的信心，加上李道长的气血循环理论指导下辨证用药，病人一定会有好的转机！

"病人年轻时体内寒邪就较重，寒性收引，阻塞经络，经络不畅，形成癥积。包块因寒而起，瘀滞日久，郁积化火，本因寒起，复又化热，寒中有热，热中有寒。清热解毒可以解其热，短期内可以缩小包块，但却加重经络郁塞，用温药可以散经络之寒，却加快包块的成长，其中平衡如何掌握很是关键。"

想起小时候劈柴时看到的松树瘤，劈开后里面是层层包裹的木质和松油，人体的肿瘤在形成、成长过程中，机体不也是想将其层层包裹，阻碍它的生长吗？如果药物能够增强机体对包块的包裹之力，阻滞其扩散，另外疏通其他不畅的经络，代偿已经被包块阻塞的经络，这样人不就和带瘤生长的松树一样，也能带瘤生存，安享晚年！慢慢地，我对肿瘤的认识和治疗思路清晰起来。

病人的求生欲望很强，每次无论药物再苦，都能一口喝下，好比战场上，无论下什么命令，士兵都严格执行；而作为医者的我，就仿佛战场上的指挥官，但是对于如何取得战斗的胜利，心中却没有十足的把握，看着士兵战场流血，自己也时常觉得心痛。

2008 年 11 月，综合近半年的治疗经验后，我开出如下处方：

柴胡 200 克，郁金 400 克，枳实 300 克，生大黄 100 克，龙胆草 200 克，虎杖 400 克，红参 200 克，茯苓 300 克，白术 300 克，木香 600 克，三棱 600 克，莪术 600 克，玄参 600 克，生牡蛎 600 克，蜈蚣 100 条，三七 150 克，鳖甲 150 克，干蟾 150 克，半枝莲 300 克，半边莲 300 克，生川乌 150 克，生草乌 150 克，当归 150 克，黑豆 800 克，甘草 300 克，山甲珠 100 克，附子 300 克，肉桂 100 克，干姜 150 克，黄芪 500 克，制何首乌 500 克，灵芝 500 克，红景天 500 克，紫金牛 200 克。将上方制成浓缩型丸，每次 10 克，每日 3 次。

……

一年后的今天，病人的包块仍在，但病人健康地活着，我真的觉得很安慰！

正如李道长所说："流水不腐，户枢不蠹，气血流畅，癥积难成。"中医治疗癌症有独到之处，优势明显，只要在肿瘤未成之前，调理人体气血的循环，病人自然不会发展到疾病已成、五脏衰竭的程度。我也想告诫那些平时不注意养生的人，"渴而穿井，斗而铸锥，不亦晚乎！"

虽然前路还有很多困难和不解之处，但每每想起李道长的教导和病人治疗癌症的决心，我对未来充满希望和信心。老子说过，"难易相成"，世间很多非常复杂的问题往往有非常简单的解决办法，要找到这些解决的办法，关键是参悟其中的道。癌症、艾滋病、乙肝等这些疑难疾病，一定有非常简单的解决办法，我们医务人员需要做的是不断参悟医学，提高自己悟性，培养科研思维、创新思维，看问题的境界提高了，疑难病也是简单病了！

挑战癌症，是中医必须要做的事情！

三十三、中医路之亮剑篇（上）

从太爷教我开始学习中医，到成为一名真正的中医，我是幸运的！

不仅仅是因为成为一名中医医生而幸运，幸运的是我找到了人生奋斗的方向，从事着自己热爱的事业！

培养中医不是培养一两个中医名家，也不是以拥有一个效方而自居，而是让整个社会都为中医而骄傲，为能够学习中医而自豪！

想到这些，我觉得我应该做些什么了！中医需要亮剑！需要向世人展示，而不是在西医面前退缩和让步。

亮剑！是的，中医的确需要亮剑！

为了让更多的人系统地了解中医，于是我将自己学习中医的过程写了下来，写成这篇《一个传统中医的成长历程》，希望能给中医爱好者和正在学习中医的人一些帮助；为了让更多的人了解中医、学习中医、感悟中医，结合道长给我传授的医学之道，我开始编写"《医间道》之如何学中医"。我相信在不久的未来，古老的中医一定会再现它的辉煌。

在《医间道》中，我郑重地写下了：

什么人适合学中医？如何感悟中医？

不少人抱怨，学习中医太难了，很想学，但不知如何下手，感觉要学的东西太多，而中医书籍浩如烟海，在这么多书籍中如何找到进入中医宝库大门的钥匙，好像真的很难，其实这既是中医的魅力，也是中医的短处。

古人学医的大多是读书出身的文人，文人就爱卖弄文字，本身很简单的问题，在文人笔下就写得玄而又玄，好像不玄就不能证明自己有水平。就好像有些现代诗，读出来只是一种感觉，但很难理解是什么意思。

其实中医来自民间的医疗实践，在文人的总结和提升下，转变成中医理论，然后再指导临床。一个来自民间的、朴素的、简单的东西，来自我们祖辈反复总结出来的东西，我们为什么害怕学习，不敢学习呢？为什么要排斥它呢？学习中医其实也很简单。

每个人对学习中医的理解各不相同，就好像练习武功，有的只是为了强身健体，有的却是为了光宗耀祖，有的想成为一代宗师，有的……

思路不同，出发点也不一样。学习中医也是如此！有些小孩子的母亲想学习中医，只是为了让小孩子更加健康，不再受疾病的困扰。有些长期被疾病缠绕的病人学习中医，只是想让自己健康起来，能够健康生活每一天。有些从事临床的中医工作者学习中医，研究中医，目的是让自己能更好地为病人服务，提高自己的治疗水平。从事医学科研的人员学习中医，是为了在疑难疾病的攻克上找到新的方法。也有的学习中医是为了学得一技之长，能够混口饭吃，能够养家糊口……

不是所有的人学习中医都要求有悟性，这是错误的。中医是教给人们养生的方法，教给人们预防和治疗疾病的方法。但如果以中医作为职业，那要求就会高一些，懂的就应该多一些，这也是无可厚非的。因为人命关天，病人生命所托，如果不提高自己的水平，则不是救人，而是杀人了。

在远古的洪荒年代，人类没有衣服，没有稳定的食物，为了生存，人们必须要适应大自然，在大自然变化中寻找自己生存的方式，不是谈健康长寿，只是为了生存，思想单纯，没有追逐名利，只是考虑怎么适寒温、避风雨，每个人都是养生家，不然就没法生存。

随着人类社会的进步，人类有太多的办法适应自然界的变化，但也正因为如此，反而忽略了自然界的变化，人类自身适应自然界的能力在不断下降，稍稍的自然界变化就会导致许多人生病。

学习中医，就是让我们认识我们的大自然，认识我们自身的身体，从而让我们去融入大自然，寻求健康生存的养生之道，寻求疾病的治疗之道。

每个人都可以学习中医，感受中医。因为学习中医就是感受我们身边的世界，学习中医就是内视我们自身的身体。从原始、从本质中感受世界，这就是我们要学习的东西！不是哪一类人，而是整个人类！

中医是不是玄学？中医有没有疗效？中医该不该弘扬？这些问题只有我

们自身实践了，才能有深刻的体会，才会知道该如何对待中医，建立学习中医的信心。

《素问·上古天真论》中写道："夫上古圣人之教下也，皆谓之虚邪贼风，避之有时，恬淡虚无，真气从之，精神内守，病安从来。"

虚邪贼风，避之有时。如果天气变冷，我们都知道加衣服，这是一种本能反应，这也是养生中的最基本的理念，也是最本质、最朴素的理念，玄不玄呢？一点也不玄！

但我们如果深入去想，我们可以给自己身体加衣服避贼风，那服用扶正的药物不就是给我们的五脏加衣服吗？我们通过加衣服来避贼风，我们远离寒凉食品，不就是让我们的五脏来避寒邪吗？都是很普通的道理，源于生活最简单、最本质、最朴素的东西。但就是这些普通道理的运用，能让我们的身体得到保护，能让我们健康生活，这就是中医，就是医道。

《素问·上古天真论》中写道："故美其食，任其服，乐其俗，高下不相慕，其民曰朴。"如此简单的养生之道，我们现代人又有多少人能做到呢？如果浮躁的心静了下来，将事物看淡了，物质层次的追求减少了，名利也看得不重，自然能够乐其俗，谁还在乎吃鲍鱼还是吃排骨，还会在乎穿貂皮还是棉衣，因为只要能保暖，就能起到避贼风的作用。心境达到了一定高度，人就能达到天人合一，就能健康长寿。

这些《黄帝内经》中的原话非常质朴，就好像一位年过七旬的老人，在给我们讲述过来人的经历，我们虚心听取的时候会感到自己平时对生命的认识是多么肤浅，心态是如何浮躁，会发现我们经常舍本逐末。当疾病来临、生命终结之时，又希望能够一下子除掉疾患，又希望能够立时起死回生！

我们为什么不早点学习中医里面的养生之道，让我们自己的心能够安宁，让自己的身体能够健康，对待我们周围的环境不要那么极端！

借用《黄帝内经》原话，"嗜欲不能劳其目，淫邪不能惑其心，愚智贤不肖不惧于物，故合于道。所以能年皆度百岁而动作不衰者，以其德全不危也。"这就是养生之道！

中医有没有疗效？

首先我想问一下，对中医疗效有疑问的人试过没有？有没有采取中医的思维，辨证运用中医的治疗手段？

　　举个例子，前年的夏天，一个病人到我这里来，要求打吊瓶，我问为什么？病人说重感冒了，打吊瓶好得快！

　　我说："你认为几天好才算快？"

　　病人笑道："每次感冒打吊瓶，三天就好了。"

　　"那我一天给你治好，算不算快？"

　　"那当然快了，中医可以吗？"

　　"当然可以了！"

　　病人因为晚上睡觉，空调温度开得太低，受寒所致。于是我借助生姜油在病人背部刮痧，沿着膀胱经刮出紫黑色瘀点，前后不到十几分钟，病人感觉病情减轻了一大半，随后开了一剂麻黄附子细辛汤，所谓的重感冒，不到一天，当天晚上就好了。在随后的这一两年，这位病人每次感冒必喝汤药，只开一剂就可以了，轻点的感冒，自己熬点葱姜水喝喝就没事了。建立在病人脑子中的"感冒必须要打吊瓶"的观点也就彻底消失了，代之的是懂得如何预防感冒，感冒初期如何调理。这就是中医的魅力，中医的疗效！

　　只有我们切身体会之后，才知道疾病可以这样治疗，中医效果也可以这么好，中医中药的治疗也不慢啊！

　　小时候在农村，医疗没有现在这么便利，很多病我太爷就是这么治疗的，习惯了这种治疗方式，也习惯了感冒后家里老人给我熬碗葱姜茶喝，我从记事到现在，已经二三十年了，没有打过一次吊瓶，每当身体稍有不适，采用一些很简单的办法，就能很快调整过来，这是我的亲身感受。

　　因为有了这些亲身体验，所以我坚信中医的疗效，一点也不慢，一点也不比西药差。这也是一个中医工作者，对自己从事工作的信心，对自己、对中医、对《黄帝内经》的信心。

　　如果一门知识与我们的生活息息相关，是我们的健康指南，我们应该如何对待呢，难道应该放弃？难道下雪了，我们不该加衣服？难道我们应该羡慕权贵？我们应该唯利是图？

不是的！人之初，性本善！我们每个人都有一颗善良的心，我们的身体本身就有一套精密的调理机制，我们需要的是养生，是学会保养这个精密而又完美的身体，让它不受外邪和内伤的损害，这就是未病先防，这就是治未病。

这就是中医的特点和优势，我们弘扬中医是理所应当的，弘扬这门集预防、治疗、养生、保健于一体的科学，让它为了全人类的健康，永远发出璀璨的光芒，不仅仅是我们中医工作者的责任，更是每一个中国人的责任。

三十四、中医路之亮剑篇（下）

现在临床多年后，再回头看看正在学习中医的学生，看看已经进入临床却按照西医的思维模式开中药处方的中医师，我深切感受到他们需要有人指引，指引他们真实地了解中医、认识中医、学习中医，只有这些人都能真正加入中医行列，大家一起传播中医文化，传播中医理念和中医思维方式，中医才能振兴，学习中医才能有光明大道。

我将中医基础理论与临床结合起来，编写了《我对中医的理解》，希望让枯燥的中医理论与灵活的临床结合起来，提高大家对中医基础理论的理解，培养大家的中医思维。

在《我对中医的理解》第一章中，我写道：五脏所主在临床中的运用。

第一讲：心主血脉，其华在面

1. 心主血脉，意思是说心有推动气血在脉管内运行以营养全身的功能。心与血脉相连，心气是血液运行的动力。心是循环系统的主要组成部分，心的搏动维持着血液在脉管内的正常运行。血管方面的疾病，首先当从心来考虑，这是古人总结的，提纲挈领。记住容易，但临床遇到疾病时往往不容易想到。

案例：脑供血不足

刘某，男，52 岁。头晕、乏力 3 个月，加重 3 天。病人 3 个月来无明显诱因出现头晕，测血压 115/75 毫米汞柱，行颈部动脉彩超检查，报告椎基底动脉狭窄，血行速度缓慢。于是静脉滴注丹参注射液 7 天，病情稍缓解，起床时仍然头昏，近3天病情加重，头晕伴恶心，经朋友介绍前来就诊。症见面色㿠白，嘴唇发淡，舌质淡，苔薄白。切脉：左右寸口细软，心率62次/分。

中医诊断：眩晕（气血亏虚）。西医诊断：椎基底动脉供血不足。

分析：心主血脉，左寸细软，心脏气血亏虚，鼓动无力，血行无力，上不能达于头，外不能养周身，故头晕、乏力。心脏供血改善，自能改善头晕。

处方：桂枝加龙骨牡蛎汤和归脾汤加减。人参15克，桂枝12克，龙骨粉20克，生牡蛎20克，当归15克，白术15克，白茯苓15克，黄芪20克，远志8克，龙眼肉20克，酸枣仁15克，炙甘草10克，葛根25克，川芎18克。5剂。1剂知，5剂病若失。嘱服归脾丸10天巩固疗效。

2. 其华在面，心血是否充足与面部气色密切相关。心脏气血充足，面色红润光泽；若心脏气血亏乏，脉管空虚，则面色苍白无华。心血瘀阻时血行不畅，故面色青紫，出现色素沉着。临床上治疗面部疾病时别忘了心是它的主人。

案例：黄褐斑

肖某，女，43岁。两颧皮肤发暗1年，加重1个月。病人1年来两颧皮肤发暗，形成斑块，使用多种祛斑产品无效。最近1个月来生意操劳，皮肤颜色加重，前来就诊。就诊时面色㿠白，两颧暗黄色，嘴唇颜色偏白，月经量少，色淡质稀，每次3天。舌质淡，齿痕舌，苔薄白，舌尖有瘀点。脉象：左右寸口细弱，左关郁涩。血压95/60毫米汞柱。

诊断：黄褐斑（气血亏虚）。

病机分析：心主血脉，其华在面。心血不足，鼓动无力，血行缓慢，面部皮肤得不到滋养，代谢产物无法清除，自然出现皮肤色素沉着。面部出现斑块，心情受到抑郁，进一步加重病情。

治法：益气养血，活血化瘀，疏肝解郁。

处方：人参25克，黄芪20克，当归15克，丹参20克，菖蒲15克，远志10克，桂枝15克，柴胡12克，白芍30克，赤芍30克，鸡血藤25克，玫瑰花15克，香附15克，郁金15克，制何首乌20克，炙甘草15克。5剂，水煎服，每日1剂。同时用西洋参50克煎水100毫升。每天早晨洗脸后用手

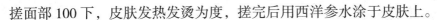

搓面部 100 下，皮肤发热发烫为度，搓完后用西洋参水涂于皮肤上。

1 周后复诊，面色有光泽，斑已变浅。守方 10 剂，前后大约 20 天，病人面如桃花。

第二讲：肝主疏泄

1. 疏泄是疏通畅达的意思，含义有二，其一是指肝有调节某些精神情志活动的功能，其二是指肝协助脾胃腐熟和运化的作用（与胆汁的分泌排泄有关）。临床上，看到病人心情抑郁，唉声叹气，胸胁苦满，经前乳房胀痛，我们很容易想到是肝气郁结的问题。但是如果长期消化不良，吃健胃消食药又无效，是否想到肝脏？大便不干不稀，排便却总是不甚利索，是否想到肝脏？血黏度高，血行不畅，手指发麻，是否想到肝脏？诸如此类通而不畅的疾病，我们都别忘了肝脏，因为肝脏管理着人体的疏通功能。

案例：腹胀

某男，42 岁。餐后饱胀感十余年。病人十余年来常出现餐后饱胀，须服用吗丁啉或健胃消食片方能缓解，若不用药则无饥饿感，多处中医诊治，均以脾胃虚弱治之，服药期间有效，停药后即发。正应了广告词"家中常备健胃消食片"。偶然机会路过我处，谈及此病如何治疗。观其色面色偏黑，身体稍消瘦，嘴唇发暗，切脉左关郁涩，告知当从肝治。病人欣然接受一试。

诊断：腹胀（肝郁脾滞）。

治法：疏肝利胆，健脾开胃。

处方：柴胡 15 克，枳实 20 克，竹茹 20 克，白术 20 克，茯苓 20 克，党参 15 克，炒鸡内金 30 克，山楂 30 克，木香 20 克，炙甘草 10 克。5 剂。

病人服后，饭量增加，到下次餐前有较强饥饿感。1 个月后体重增加近 10 斤。

2. 肝主筋，指全身筋肉的运动与肝有关，就是说肝支配全身肌肉关节的活动。筋附着于骨，筋收缩或弛张而使关节活动自如。筋又依赖肝血的濡养，故有"肝生筋"之说，如肝血不足，血不养筋，则出现肢体麻木、屈伸不利、痉挛拘急或痿弱等症状。如肝风内动时，即可出现震颤抽搐，以及角弓反张等症状。

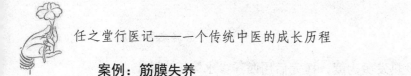

案例：筋膜失养

王某，男，35岁。2009年5月23日初诊。双侧小腿腓肠肌疼痛10余年。10余年来无明显诱因出现双侧小腿腓肠肌疼痛，以夏季为重，求治于当地各大医院，行类风湿及痛风相关检查，结果均正常，无明确诊断。病人体型瘦（身高178厘米，体重60公斤）。舌根苔白，齿痕舌，两寸脉细弱，两关弦滑紧，两尺沉紧。反复询问得知病人严重畏寒，平素食欲差。

诊断：痹证（寒湿痹阻）。

处方：采用桂枝芍药知母汤加三仁汤化裁，5剂。

5月28日二诊：自觉身体轻松些，上午好转，但下午4时到5时出现疼痛加重。考虑膀胱经寒气太重，上方加大附子用量到30克，同时每剂加穿山甲粉8克，分3次冲服，5剂。

6月2日三诊：病情好转，但疲惫感加重，右寸细弱，右关郁滞。病人素脾胃虚弱，结合脉象，采用开胃汤、玉屏风加灵效活络丹，白术50克，5剂。

6月6日四诊：病情稳定，白天没有再出现疼痛，体力恢复许多，脉象也有所好转。但每晚1点到2点出现腓肠肌疼痛，用手按压时具体疼痛部位不明确。考虑寒湿长期闭阻经络，气血郁而化热，筋膜受热而焦，肝主筋，故出现丑时疼痛。当以养筋为主，但养筋则加重水湿之邪，反复斟酌如何养阴而不加重湿邪。忆张锡纯用白芍心得，采用如下方：麦冬20克，巴戟天15克，酸枣仁20克，熟地黄20克，黄柏12克，薏苡仁20克，苍术15克，生甘草30克，白芍80克，赤芍20克，玄参25克，生牡蛎20克，炙马钱子6克，王不留行子20克。

6月9日五诊：服药后丑时疼痛未再发作，但舌苔偏腻，上方加苍术15克，5剂。

6月15日六诊：服药5天以来，未再疼痛过，病人情绪很好。上方白芍减至50克，去掉马钱子，再服5剂巩固疗效。

本例病人病程10年有余，寒湿痹阻经脉，筋脉焦枯失养，养阴柔筋非常重要，但养阴易加重阴邪，其中用药很有辨析的价值。

临床中"膝为筋之府"这句话，常容易被忘却。当遇见膝关节的病变时，我们往往套用肝肾阴虚。其实不然，膝关节的许多问题由于寒湿留注、筋失所养所致，病机是肾阳虚衰，寒凝肝脉，气血不畅，筋失所养。治疗上在温肾散寒、活血通络的同时，别忘了行气疏肝。

第三讲：脾主运化

脾的运化功能包括运化水谷精微和运化水湿两个方面。饮食经过胃的消化后，再经脾进一步消化并吸收其富有营养物质的水谷精微，转输至心、肺，再通过经脉输送到全身，营养周身脏腑、器官、组织；其水液部分，亦由脾吸收转输，在肺、肾、膀胱等脏腑的共同协作下，来维持和调节体内水液代谢的平衡。如果脾虚不能运化，除消化不良、食后腹胀、大便稀薄外，还能产生水湿滞留的病证。水湿滞留于胃肠则腹胀、大便溏泄（脾虚泄泻），水湿停留肌肤则浮肿（脾虚水肿），水湿停留于肺则成痰饮（脾虚生痰），所以有"诸湿肿满，皆属于脾"之说。

脾主肌肉，主四肢。脾胃为后天之本，生化之源。全身的肌肉及四肢活动都要依靠脾胃运化的水谷精微来濡养。脾气健运，营养充足，则肌肉丰满，四肢有力；若脾气虚弱，运化不健，营养不足，肌肉失养，就会逐渐消瘦乏力，甚则出现痿弱不用等症状。故有"脾主一身之肌肉""脾病而四肢不用"之说。

关于脾运化水谷精微和运化水液，临床经常运用，但脾主四肢，在临床上很容易被遗忘。

案例：中风后遗症

张某，男，65岁。右侧肢体瘫痪半年。病人半年前因脑梗住院治疗，遗留右侧肢体偏瘫后遗症。后经中医针灸治疗1个月，同时服用活血化瘀等中药，多为补阳还五汤（黄芪、当归尾、赤芍、地龙、川芎、红花、桃仁）加减，偏瘫症状恢复较慢，虽手指活动度有所改善，但右手握力仍较左侧明显下降，右下肢肌力2级（轮椅）。经上门会诊，见病人体质偏胖，说话中气明显不足。舌质淡，苔腻；脉浮滑，右关沉取无根。

诊断：中风后遗症（脾虚湿盛，痰湿阻络）。

分析：病人平素体胖，瘦人多火，胖人多痰，中风后原本有风痰阻络的病机存在，医家不知健脾祛痰，套用"活血化瘀"这个万金油，脾主四肢，痰湿困脾，脾气不展，四肢失养，自然恢复较慢。

处方：二陈汤和四君子汤加减。人参 25 克，茯苓 30 克，土炒白术 25 克，法半夏 15 克，陈皮 15 克，苍术 15 克，厚朴 15 克，制天南星 10 克，菖蒲 12 克（后下），炙甘草 10 克，小伸筋草 30 克。10 剂。水煎服，每日 1 剂。嘱加强功能锻炼。

二诊：病人食欲增加，每餐前有较强饥饿感，右手握力明显增强，下肢肌力渐恢复至（+++），可以下地拄杖行走站立。守方 10 剂。

三诊：病人在家人搀扶下，步行一公里左右，前来就诊。病人说话中气十足，血压 130/70 毫米汞柱。原方稍加补肾阳之药，制成丸药服用，进一步巩固疗效，嘱每天步行一小时，加强锻炼。

第四讲：肺主气，主宣发肃降

1. 肺主气。肺主气有两个含义：一是指呼吸之气，即吸入自然之清气，呼出体内之浊气，维持人体内外的气体交换；二是肺有宣发和肃降两种功能，具有调畅气机的作用；肺有宣有肃，气才能出能入，气道畅通，呼吸均匀。如果肺的宣肃功能失常，则气机不畅，可引起肺气不宣、肺失肃降或肺气上逆等病理变化，出现咳嗽、气喘等症状。故有"诸气膹郁，皆属于肺"之说。

2. 肺主肃降，通调水道。肺有促进和维持水液代谢正常平衡的作用，人体内水液的正常运行依赖于肺气的通调、脾气的转输、肾的气化及膀胱的排泄功能。肺气肃降，水道通调，则小便通利，故有"肺为肾之上源"之说。

临床上肺气虚有很多表现，如咳喘无力，少气不足以息，动则更甚，痰液清稀，面色淡白或㿠白，神疲体倦，声音低怯，自汗畏风，易于感冒。肃降功能失常，可以导致肾水来源不够，肾精亏虚；宣发太过则水湿积于皮肤，导致患一些顽固性皮肤病。

案例：体虚感冒

某男童，8 岁。反复感冒 5 年。病人 5 年来每月感冒不下于 3 次，每次历时五六天，使用抗生素静脉滴注几天方愈。家人不敢吹电扇，不敢开空调，恐其出现感冒咳嗽。多年来家长痛苦异常。2008 年夏天因感冒咳嗽住院 1 周未愈前来就诊，就诊时病人神疲体倦，食欲不振，鼻流清涕，咳嗽无力，痰液清稀，面色白，自汗。舌质淡，脉细。

诊断：感冒（气虚感冒）。

治法：补肺健脾，益气解表。

方药：玉屏风散和补中益气汤加减。黄芪 15 克，白术 12 克，北防风 15 克，党参 15 克，荆芥穗 6 克，甘草 10 克，当归 8 克，陈皮 10 克，柴胡 6 克，黄芩 10 克，炙麻黄 8 克，苦杏仁 15 克，生姜 20 克，大枣 6 枚。3 剂，水煎服，每日 1 剂。

二诊：病人服药后，体力明显恢复，咳嗽减轻，但以前从未喝过中药，服药艰难，要求变通疗法。开食疗方：黄芪 20 克，白术 20 克，北防风 20 克。共煎成 1000 毫升，去药渣，加牛肉 200 克（切成小块），小火炖数小时，以烂为度，加调料后吃肉喝汤。隔日 1 次，连用 1 个月。

3 个月后其家长介绍其他病人过来，述患儿近期未感冒过，体质较前大大改善。

第五讲：肾主水，肾主骨

1. 肺、脾、肾三脏均与人体水液的代谢和调节有关，其中肾起主要作用。水自胃入，经脾上输于肺，通过肺的肃降，下行于肾，下行之水液经肾气化，清者复上升至肺，浊而无用的部分经由膀胱排出体外。在这个过程中，脾的运化、肺的通调、三焦的决渎、膀胱的排泄都要依赖肾阳的作用。所以肾阳不足，气化作用减退，会导致水的输布失常，出现全身水肿、小便不利等症状。

临床上肾阳不足引起的下肢水肿很常见，往往西医的检查不会有异常发现，多考虑为特发性水肿，通过利尿等治疗，短期缓解，不能维持疗效。此时，如果想到温补肾阳来治疗，通常能够取得很好的疗效。

案例：阳虚水泛

杨某，女，45 岁。双下肢水肿 3 个月余。病人 3 个月余前出现双下肢水肿，呈凹陷性，晨轻暮重，在医院做相关检查，心、肺、肾等均正常。医院诊断为特发性水肿。2007 年 12 月经他人介绍前来就诊。病人诉平素怕冷恶风，且夜尿频多。观病人体型偏胖，双下肢凹陷性水肿，无静脉曲张，舌质胖嫩，有齿痕，舌根白腻，右尺沉滑，左寸细软。

诊断：水肿（阳虚水泛）。

治法：温阳化气，利水消肿。

处方：附子30克（先煎2小时），肉桂15克（后下），干姜15克，白术20克，细辛10克，黄芪30克，益母草25克，川芎15克，茯苓20克，生麻黄10克，桂枝15克，生甘草10克。3剂。水煎服，每日1剂。

病人服药后，水肿明显减轻，仅下午足背稍有水肿，夜尿较前减少，怕冷恶寒亦有所改善。效不更方，守方5剂。3个月后介绍另一水肿病人前来就诊。

2. 肾主骨藏髓。肾精是生长骨髓的物质基础，髓藏于骨腔之中，可以营养骨质。髓通于脑，故有"肾生骨髓""诸髓者皆属于脑"之说。肾精充足，骨、髓、脑三者充实健壮，四肢轻劲有力，行动灵敏，精力充沛，耳目聪明；肾精不足，则动作迟缓，骨弱无力，眩晕健忘。

临床对大脑发育不全、神经衰弱、再生障碍性贫血、软骨病、骨折愈合延迟、骨质疏松等用补肾法治疗可取得一定疗效。

案例：脑瘫

刘某，男，5岁。智力发育迟缓5年。病人出生时因脐带绕颈难产，出现新生儿缺血缺氧性脑病而致脑瘫，智力发育缓慢。就诊时体重22斤，不能站立，口常流涎，仅能发单字音，双上肢关节活动僵硬。舌质淡，苔薄白，脉沉细。

诊断：脑瘫（髓海不充）。

治法：补肾健脑。

处方：核桃仁200克，何首乌100克，枸杞子80克，龟甲80克，菟丝子80克，丹参60克，辽五味子60克，红花30克，川芎60克，远志50克，地龙60克，葛根80克，当归80克，黄精60克，石菖蒲60克（后下）。上方加蜂蜜3斤制成糖浆，每次20毫升，每日3次，服用1个月。

二诊：患儿服用后，纳食较前好转，体重增至25斤，双上肢活动稍灵活。原方再服2个月，嘱加强功能锻炼。

三诊：患儿能自行站立，可由他人牵扶行走。病人家属信心大增，原方核桃仁增加到 250 克，服用 1 个月。

四诊：患儿能说简单句子，自行行走，但仍步态不稳，守方继续治疗中。

三十五、中医路之求索篇

路漫漫其修远兮，吾将上下而求索！

按照太爷的计划，我一步步走进了中医殿堂，也按照太爷的指引寻找到了人生的方向。每当我看着一些长期被病魔折磨的病人，想尽办法都无效时，我在想，中医的整个发展过程中，古人有没有思考遗漏的地方，不然为什么许多疾病得不到合理的解释，找不到最佳的治疗方案？

2007 年的秋天，一个胸痛的病人找到我，说自己在家搬东西时胸部被撞伤，岔气了，疼得不敢深吸气，轻轻咳嗽即疼痛难忍。胸片排除骨折。

想起太爷用抽小茴香烟卷治疗岔气的方法，我如法炮制，开了 20 克小茴香，让病人煎水喝。第二天病人反映，喝药后疼痛稍有缓解，但仍疼痛难忍，是否有更快的办法？

我一边切脉，一边沉思，岔气是因外力撞击引起的，痛则不通，太爷采用小茴香目的是顺气，而病人的瘀气从何而来，是肌肉拉伤了？即便是肌肉拉伤也不会疼得如此厉害，难道是小血管破裂了？那应该局部颜色发暗，即便是小血管破裂也不会如此难受啊。骨折已经排除，如果是神经受损，应当有麻木的部位啊，难道是经络受损？

想到这里，我立即感到新奇，因为学医这么多年，还未听说过经络受损的情况，但仔细一想也不是没有道理。经络既然是输送经气的通道，如同血脉输送血液一样，受损也是情理之中。

血脉受伤后，血液溢出，成为瘀血；那经络受损后，经气外泄，自然成为瘀气，气瘀不通，不通则痛，自然会疼痛，理论上说得过去！

太爷采用茴香配合烟丝点燃后吸入，肺主气，借小茴香通过肺经来顺一身之气，瘀气得顺，病就好了。但现在病人是女性，不抽烟，而且病情可能比太爷遇到的病人病情要重，如何是好？

目前病人也不完全排除微小血管受损的情况，治疗当从行气、散瘀、止血、止痛、疏通经络入手。止痛药常用延胡索，行血中之气的药当为川芎，既能止血又能化瘀的药当属三七，疏通十二经络的药最效莫过于穿山甲。

想到这些，我立即提笔开了一方，自拟为岔气汤：三七 15 克，延胡索 30 克，川芎 30 克，穿山甲细粉 10 克（冲服）。白酒 50 毫升为引，加水 1000 毫升，煎取 600 毫升，分 3 次内服。

加白酒目的是因为延胡索的有效成分延胡索乙素不溶于水，溶于乙醇。

病人服用 1 剂，痛消病愈。

接下来的几个月，我一直考虑，外力撞伤可以导致经络受损，如果不及时治疗会有什么后遗症？这股离经之气在体内排不出去，必然四处流窜，窜到什么地方，什么地方应该就不通畅，就会疼痛，这种游走性的疼痛在临床上应该可以见到的。

没过几天，果然来了个全身游走性疼痛的病人。

张某，女，30 岁。全身游走性疼痛半年。半年前因抬重物姿势不当，导致腰部岔气，疼痛难忍，自服止痛药 3 天，病情缓解，随后开始出现颈部僵痛，3 天后自行好转，随后出现上臂痛，贴止痛膏后好转，继而出现小腿疼痛，有时一天同时出现多部位游走性疼痛。在医院就诊，未能明确诊断。医院中医科按照风湿治疗无效，病人自述有时感觉一股气跑到心脏，立即出现胸闷，几分钟后又自行缓解。

听着病人的描述，我心里非常清楚，这是第二个经络受损的病例了！

古书记载的风善行而数变，将多少医生带入误区啊！经络受损，离经之气在体内游行才是这种游走性疼痛的真正病因！

我开了 3 剂岔气汤，病人服用 2 剂后完全康复，传为佳话。

借鉴前面的病例，我继续深入研究，经络受损应该不仅仅局限于外伤，手术应该也是损伤经络最常见的例子，那么手术后遗症是否与经络受损有直接关系？

接下来，每当遇到疑难杂病，我总爱问病人，以前做过手术没有？慢慢地，我发现一些手术导致经络受损的病例，而且病例还很多。

计某，女，35岁。2007年12月因心慌气短、四肢无力、头昏前来就诊。诊得六脉细软，左右寸部沉细无力，诊断为气血两亏，大气下陷，采用补益气血、升举阳气治疗，1剂知，连服6剂后，病人自觉症状消失。

2月复来就诊，自述上次服药愈后不到半月，病情复发，情形如故。仔细询问病史。病人27岁剖宫产后，身体开始虚弱，经常感冒咳嗽，周身莫名其妙地胀痛，时发时止，按风湿治疗无效。人参、黄芪、当归、阿胶服用无数，每次停药不出半月即发病，自认为已无药可救。

诊断：经络受损。手术伤经，元气外泄。经络受损一日不修复，经气外泄一日不止，气血日渐衰退，离经之气日益加重，体内津液运行受阻，久之百病自生。治法：初期益气升阳，引气归经，通利水道治其标；后期接经顺气，修复经络。调理一月余，彻底治愈。

陈某，女，28岁。2007年11月通过朋友介绍前来就诊。病人自述2003年患左侧附件囊肿并腹腔粘连，在医院进行手术治疗，术后自觉腰骶部下坠感，每于排卵期加重，平时骑自行车或乘坐公交车时即觉肛门内胀满难受，无便血。医院做彩超检查，未见异常。患病以来，通过采取抗生素消炎、物理设备理疗、针灸治疗等，均未能彻底治愈。

诊断：经络受损（手术伤经，经气外泄，局部经气瘀滞不通）。

治法：接经顺气，修复经络。

处方：川芎20克，延胡索25克，通草10克，砂仁5克（后下），杜仲15克，牛膝12克，穿山甲粉10克（冲服）。5剂，每日2次，黄酒2两为引，水煎服。

服药1剂后矢气连连，自感腰骶部下坠减轻，5剂服完后，彻底治愈。

还有一些有严重手术后遗症的，没有找到良方！

如今，找到修复这些意外受损和无辜受损的经络的方法，成了我最大的心愿。我必须得继续研究下去，经络的本质是什么？经络运行的原动力是什么？经络所运行之经气的来源？经络损伤与修复的机制是什么？经络损伤有哪些具体的表现？经络损伤有哪些后遗症？经络损伤如何修复？健康的人如

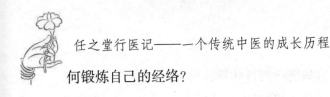

三十六、中医路之呐喊篇

人不能只为自己活着，一个行业的崛起，除了各自努力，还得有一种整体的气势，一种积极向上的旺盛的生命力。

平常坐诊之余，我喜欢上"爱爱医"这个中医网站，这里有无数志同道合的人，大家都可以畅所欲言，一个医案的分享，一种中药的应用心得，一味药不同剂量的疗效探索，针刺手法分享，经典章句研读，等等。

在半年的时间里，每天上爱爱医的论坛成了我的必修课，我也经常每天写个医案发表在爱爱医论坛。写了五十多个医案，在《医间道》出版时，大多收录到书中。一分耕耘一分收获，今日一点一滴的付出，最终都会成为成功的基石。我多年来不间断地讲课、写文章，记录自己每天一点一滴的心得。成功没有捷径，只有不断地付出汗水和努力。

有一段时间，我所热爱的论坛暂停服务，一时间忽然失去了方向，就好像一下子失去了无数的朋友，找不到组织了。在家人的建议下，我登录到一个西医网站，这里有全国最有影响力的医学论坛，论坛有一个传统医学版块，但在这里充满了无数消极的情绪，有人直接把自己的网名设为"中医掘墓人"。版块内的文章充斥着中西医之争的火药味，中医无法说服西医，又拿不出强有力的文章和案例。中医和西医原本是一个战壕里的战友，而在这里却成为相互贬低和嘲讽的对手。虽然这种情况目前已经大有转变，但18年前还是这样的。

为了缓解中医与西医之间的无谓之争，也为了让西医真正了解中医，让他们成为中医的朋友，而不是敌人。唯有互相学习，了解彼此的优势和特长，才能更好地为病人服务。于是，我做了个大胆的决定，每天用一小时时间在这个以西医为主的论坛写一篇中医入门的讲述，将我的学医过程以故事的形式呈现出来，无论对中医还是西医均有益处。于是《我的医学故事》便开始登场，每日一帖，每帖八百字左右。随着帖子不断发布，围观的人越来越多，数万人跟帖讨论，而且帖子破天荒地被网站首页推送。这是传统医学版块很少出现的情况，版块内人心大振，士气高涨。《我的医学故事》写到二十多章后，版块内的学术氛围也越来越浓厚。大家不再讨论谁在反中医，谁在黑中医，而是开始分享医案，分享读书心得。

分享中医的话题越多，大家为中医发展的心也就越贴近。负责中医版块管理的几个版主商议能否在线下聚一聚，共商中医版块发展之大计。而此时我的新书《医间道》也即将出版，应福建中医药大学的邀请，我们几个从未见面的版主决定在福建一聚，为中医发展献计献策。

在这个西医网站，我用了一年多时间坚持传播中医，找到了无数战友，为中医呐喊的同时，也收获了很多西医战友的信任。他们有些人后来成了我的病号，有的还不远千里来到十堰，到任之堂求医问药。

世间之事本无对错，就看我们如何解析、引导，慢慢去化解危机和矛盾，最终总会达成共识。

福建之行，也许是我人生的一个起点！

确定出行日期后，我提前做了充分的准备。学校方面也提前收集了很多学生的疑问，让我们对此行交流有了明晰的方向，对交流内容也提前做好了准备。我们五位版主——花大熊，开心豆爸，肥猫，江湖郎中，加上我，组成了一个团队，我们对学生提出的问题进行了分工，大家各自做足了准备。这既是对校方的负责，也是对听课的学生负责。

三十七、中医路之分享篇

因为赞助方买了100册我写的《医间道》，作为礼物送给在场的学生，所以校方希望我能做一个专题分享，给在场的学生打打气，鼓舞一下他们的中医信心。在这个中医发展迷茫的时期，作为学长，我们的发言也许更具有说服力。

于是我从自己临床的角度，在3月17日国医节当天，站在福建中医药大学的讲堂，和数百名学子分享了我的学医感悟。

信、求、疑、悟、行

信，就是"信念"，也就是学习中医首先得信中医，相信中医。

求，就是"求知"，有了信，就得去求，要有求知的渴望，求知的动力。

疑，就是"存疑"，求到了知识，在对知识理解的过程中要存疑，要多问几个为什么。

悟，就是"开悟"，脑海中有了疑惑，就要想，要悟，想通了，就开悟了。

行，就是"身体力行"，也就是亲身体验，努力实践，在实践中验证你所悟的结果。

◎信

信，两个问题，信什么？为什么要信？

信什么，我们从几个方面来讲。

第一，要信中医基础理论。

我们学习中医基础理论时讲到：心主血脉，其华在面；肝主筋，膝为筋之府；肺主皮毛；肾主骨。这些基本的中医理论必须要信，因为这是中医的骨架，中医的基石。如果我们不信这些，只相信中药能够解决一些问题，那是买椟还珠。

临床上很多西医大夫不相信中医，首先就是不相信这些中医的基本理论，认为它们是错的，认为中医水平的高低在于用药经验的积累，与这些基本理论无关。更有废医存药之说。

在这里，结合我个人的学习心得，我可以很负责任地告诉大家，这些基本理论非常有用，它们是我们进入中医之门的钥匙。

下面举几个例子。

1. 临床上经常遇到面部长痤疮、长黄褐斑的病人，治疗时如果思路不对，效果就很差。但如果我们想到"心主血脉，其华在面"，认识到面部疾病要从心入手，面部的所有问题都与心有关，当我们把治疗的重点放在心的调理上，就能取得很好的效果。

2. 临床上遇到湿疹、荨麻疹的病人时，我们要首先想到"肺主皮毛"，而不是把目光放在是否过敏这个问题上。立足于肺，从肺找答案，才能够治愈这些疾病。

3. 当我们遇到膝关节疼痛的病人，膝关节屈伸不利，活动受限。西医诊断为"膝关节退行性病变"，往往采用注射玻璃酸钠来治疗。如果你相信中医理论，相信"肾主骨，肝主筋，膝为筋之府"，从肝、肾入手，运用养阴柔筋来治疗，三五天往往就能解决问题。

4. 对于骨折后延迟愈合的病人，我们首先该想到"肾主骨"，从肾入手进行调理，而不是只想到接骨疗伤，活血化瘀。

大家可能都会说，我信啊！我不信这些中医基础理论，我就不会学中医了！但临床上遇到面部长斑的病人，很多中医认为是内分泌失调；遇到腿抽筋的病人，告诉病人是缺钙所致，要求病人补钙。这些都是对中医基础理论掌握不够，信心不够。

只有我们相信了中医基础理论，并将这些理论灵活地运用于临床，才会发现，中医疗效确实很好！

第二，要相信中医的疗效。

首先，我想问一下，对中医疗效有疑问的人试过没有？有没有采用中医的思维，运用中医的治疗手段？

举个例子（前面讲过，这里重复一下），前年夏天，一个病人找到我，要求打吊瓶，我问为什么？病人说重感冒了，打吊瓶好得快！

因为我是采用纯中医疗法，我告诉病人，我这里不打吊瓶，并问他："你认为几天好才算快呢？"

病人笑道："每次感冒打吊瓶，三天就好了。"

"那我一天给你治好，算不算快？"

"那当然快了，中医可以吗？"

"当然可以了！"我毫不犹豫地说。

病人是因为晚上睡觉时空调温度开得太低，受寒所致。于是我借助生姜油在病人背部刮痧，沿着膀胱经刮出不少紫黑色瘀点，前后也就十来分钟，病人感觉好了一大半，随后开了一剂麻黄附子细辛汤。

所谓的重感冒，采用中医治疗，一天就好了。在随后的几年，这位病人每次感冒必喝中药，常常一剂就搞定。轻点的感冒，自己熬点葱姜水喝喝就没事了。建立在病人脑海中"感冒必须要打吊瓶"的思想也就消失了，代之的是如何预防感冒，感冒初期如何调理。而且在病人的影响下，以前一家人都不吃中药，不看中医，现在也开始看中医，尝试中医疗法。

临床上经常遇到小儿饮食停滞，出现食积发热的情况，在治病八法之泻法的指导下，采用二丑粉内服治疗食积发热，一次就好。

学习中医，一定要相信中医的疗效，这很关键。因为疗效就是你处方的信心，没有这个信心，你就无法开出自信的处方来！

第三，要相信中医的思维方式。

提到中医的思维方式，谈到取象比类，天人相应，很多人常常是嗤之以鼻，认为这是荒谬的逻辑。须不知现代很多的科研成果、仿生技术都是利用了这种思维模式。它并不落后，它是人类向自然界学习的一种本能，只不过随着社会的进步，人的这种本能在逐步退化，人的取象比类思维能力在不断减弱。培养这种思维方式，对学好中医非常重要。

相信这种思维模式，并熟练运用这种思维模式，将会大大地拓宽你的思维空间，让你的思想时刻充满灵感。

举个例子来看看取象比类的思维方式。

竹沥是竹子经加工后提取的汁液。将鲜竹竿截成 30～50 厘米长，两端去节，架起后中部用火烤，两端就会有汁液流出，汁液呈青黄色或黄棕色，透明，具有焦香的气味。汁液性味甘寒，能清心、肺、胃之火，有豁痰润燥、定惊之效。《丹溪心法》中描述：竹沥能滑痰。痰在膈间，使人癫狂，或健忘，或风痰，皆用竹沥，亦能养血。

我们思考一下，凡植物之浆液汁水，其性多黏稠，性滑利者少，竹沥何以能滑痰？

有位老中医给我讲，观竹之形态，中空而直，从头至根，看似节节受阻，气机实属相通，就好比人之体腔，被膈膜分为胸腔、腹腔、盆腔，好似竹之三节，看似不通，其实经三焦上下贯穿，内外相连。竹之内质为竹茹，清热化痰，贯通竹之全身，借用于人，实能贯通人之三焦。竹茹非简单的化痰之品，实为清化痰热自三焦水道而出。竹沥为竹之精，其通利三焦，化三焦痰热最速。三焦与心包互为表里，凡心包受痰热所困，心神不宁者，用竹沥皆有捷效。

这位老中医的一番话让我茅塞顿开。竹之一物，看似普通，实禀天地之造化，具有神奇的功效，其竹茹、竹沥、竹黄，均有通利之性，凡热痰、顽痰阻滞三焦、六腑，均可配伍使用。

几个月前，一位八十多岁的老奶奶，感冒后咳嗽咳痰，家人自购咳嗽药，治疗一周无效，病人出现胸闷不舒。于是在当地医院住院，用抗生素治疗月余，病情未能缓解，出院后寻求中医治疗。

病人家属按照吩咐伐竹，烤竹取沥。服用两天后，矢气连连，解了不少黏腻大便，咳嗽、胸闷大减，胃口大开。连续服用一周后，诸症平息。

相信中医的思维，就会给你开启一扇灵感的大门，让你在遇到疑难杂症的时候有很多好的治疗思路，而不是死守教科书，按图索骥。

◎求

求，就是"求知"的意思。求什么？向谁求？

既然我们相信中医基础理论，相信中医的疗效，相信中医的思维方式，那我们就应该好好学习中医，在杏林中求索。

将求知的欲望建立在信心之上，我们才会有求知的动力。

这个动力，不是为了应付考试，也不是为了消磨大学的几年光阴。这个动力是发自内心的，对你感兴趣的东西进行探求。

在探求过程中，你会体会到无穷的乐趣，而不是枯燥和乏味。具体而言，向谁求呢？

第一，向书本求。

《黄帝内经》中就要求习医者"上穷天纪，下及地理"。孙思邈在《大医精诚》中更明确指出，学医者当"博极医源，精勤不倦"。向书本学习，是最直接，也是最方便的求知途径！

1. 学好现有教材。教材上的东西，是很多老师心血的总结，是对中医经典的总结和阐释。有的人对教材不屑一顾，认为没有经典有价值，其实教材是带你入门最好的资料。如果你将教材读透了，你的理论知识就丰富了。

2. 学好经典。对于经典的理解，的确有很多差异，正所谓"横看成岭侧成峰，远近高低各不同"，但这并不能否认经典的重要性。对于经典，该背的条文一定要背，这些条文将是你在临床工作中智慧的源泉，没有它们作为支持，你会发现思维容易枯竭，没有灵性。

学习好这些经典，你会发现中医越学越有味道。临床上很多病人身体的疾病远远小于精神上的疾病，精神长期处于压抑状态，你解决了他身体的疼痛，而不去解决他心灵的创伤，疾病很快就会再次复发。当你用你的思想去开导他，让他被囚困的心灵得到释放，疾病不用药就会好很多了。而如何去开导他们，就需要我们自身先要看透很多道理，我们自己都看不透，你又如何来帮别人呢？所以在学习之余多看看经典，是大有好处的。

第二，向老师求。

我们每个成年人都有自己成熟的世界观，这是多年培养起来的。同样，对于长期从事临床工作的医生而言，他们也有一套自己对付疾病的办法，这些办法有的总结成为一个理论体系，有的没有总结，但运用得比较娴熟。向老师求，临床跟师，就是要学习他如何同疾病打仗，学习他的那一套作战方法。这个东西学到手了，也就算求到了，跟师跟得有价值了。

第三，向基层求。

中医的根在基层，而不是在喧哗的都市。基层因为医疗条件的限制，很多疾病在没办法的时候不得不采用中医疗法，这是环境逼出来的。你到农村去打听打听，每个基层老百姓都有几招应付常见疾病的办法，这些办法大多是他们自身的体验，是他们在自己身上试验出来的。基层的草医、乡村医生，掌握的土办法更多，也许一个疾病你束手无策，在他那里，随便几样草药就搞定了，本来要住半个月的院，到他那里几剂草药就搞定了。

但这是不是就说明他们的医术比城里大医院的医生高呢？也不能这么说，只能说他们在某些疾病的临床实践上很有经验。

我实习的时候，有个糖尿病足的病人，住院治疗月余，未能控制病情，医院多次建议病人截肢。病人是农村的，截肢后下半辈子就没有劳动能力了，病人反复思考，拒绝截肢，最后不得已出院。回到农村，经过当地的草医治疗，一个月后伤口长好了，只在脚掌留了个小疤，这让三甲医院的医生非常吃惊，没有想到有如此好的效果。

这样的例子有很多，民间常常是创造奇迹的地方。

要学好中医，最好能拜一两个当地的草医为师，或者交几个草医朋友，定期到他们那里坐坐，聊聊天，看看他们是如何看待疾病、治疗疾病的。历史上的赵学敏就是榜样，一部《串雅》就是他向草医学习的明证。

第四，向自然求。

艺术家搞创作，要下基层，体验生活。画家搞创作，也要"策杖于山林，扁舟于江湖"。医生要学好中医，最好多接触大自然，我们在临床上使用的几百味中药都生长在大自然中，它们就是我们同疾病作战的士兵，如果你是将军，如果由你指挥打一场战役，你会在不了解士兵的状况下盲目作战？你肯定得去了解。

作为一名中医，如果你对你经常使用的药物一无所知，他们生长在什么样的环境中，它们的颜色如何，气味如何，味道如何，这些都不了解，那你如何相信这些药能帮你战胜疾病？

春天，万物都没有发芽的时候，当你看到柴胡已经绿叶葱葱，你自然会联想到柴胡归肝经，具有升发肝气的作用。

如果你看到附子长在阴冷的地方，你自然想到它的大热之性。

炎热的夏天，你看到西瓜长得非常旺盛，自然会想到西瓜解暑生津。

如果你看到鸡血藤藤茎部多孔，你自然会想到它能够疏通经络……

平时要多到郊区，到深山去看看，熟悉常用药物，看看它们长得啥样，尝尝它们的味道，与你所学的知识结合起来，思考它们为什么具有这样的功效。掌握了这些，当你在下笔开方时，这些药材的样子就会浮现在你的脑海中，你就会更有信心组织它们去同疾病作战。

第五，向生活求。

中医的很多理论来源于生活，我们用心去体会生活，感受生活，很多看似复杂的中医道理就可以轻轻松松地理解了。

举个例子来说明这个问题。

"寒性收引"为寒邪的特性，这句话学《中医基础理论》时都学过，但临床上遇到相关疾病的时候常常想不起来，也运用得少。

寒邪对人体的损害究竟有多大呢？寒性收引会导致什么样的后果呢？

有年冬天，气温特别低，周围邻居的水管都被冻坏了，我家厨房的水管也不例外。早上起来，发现厨房的水管被冻得严严实实的，我提来一瓶开水，慢慢地浇在冻住的水管上，几分钟后水开始慢慢地往外流，一滴一滴的，随后是成一条细线，然后慢慢通畅起来，却发现水管被冻破了，水不停地往外漏。没办法，只好换一节水管。于是请来了水电工，工人一边换水管，我一边同其搭讪。

"没想到上冻如此厉害，好生生的水管都给冻裂了。"

"这算啥，如果施工工地没考虑到热胀冷缩，有些工程建筑就可能被冻坏，这个问题不考虑好，甚至桥梁都可以被冻断……"

修理好水管，送走水电工，我开始思考同工人的聊天内容。国家每年因寒冷造成的损失都不少，寒邪既然对大自然有如此大的破坏力，那么对于我们人体有多大的破坏力呢？

管道被冻破，从中医的角度来说，就是因为"寒性收引"所致。

寒性收引，这是寒邪的特点。寒则气收，寒邪侵袭人体，可使气机收敛，腠理、经络、筋脉收缩而拳急。如寒邪袭表，毛窍腠理闭塞，卫阳被郁不得宣泄，可见恶寒发热，无汗；寒客血脉，则气血凝滞，血脉挛缩，可见头身疼痛；寒客经络关节，经脉拘急收引，则可见肢体屈伸不利，或厥冷不仁。

在自然界中，寒性收引可以从两个角度来理解，即横向收引和纵向收引。

"横向收引"就好比水管收缩变细了一样，人体寒邪偏重，经脉也会收引变细，影响气血的运行，出现局部经脉气血不通，出现疼痛的表现，即所谓的不通则痛，这个很好理解。

"纵向收引"好比一段钢材，受冻后变短了一样，人体的经脉、筋骨、肌肉等受到寒邪的侵犯，也会收缩变短，如上面所说的寒客经络关节，经脉拘急收引，则可见肢体屈伸不利。

临床上常常遇到病人说："医生啊，我这背部肌肉收缩，发凉，感到很不舒服!"这其实就是寒邪收引的结果，治疗时"寒者热之"，就能解决问题。

将中医理论与生活结合起来，向生活学习，这样对中医理论的理解就会更加深刻，想通了这些基本理论，将它们与临床结合起来，就能够指导临床工作了。

◎疑

疑，就是疑惑的意思，学习中医要学会"存疑"，也就是说，脑海中永远要有疑惑。

为什么湿性趋下？

为什么湿阻气机？

为什么湿性重浊？

在求的过程中，要多问一些为什么，有许多问题教科书上没有答案，这就要求我们多思考，多想。

当你的脑海中有很多疑惑的时候，你就会想方设法寻找答案，在寻找答案的过程中，你会继续求，求到更多的知识。

在我们年幼的时候，总有很多稀奇古怪的疑问，这些疑问常常伴随着我们的成长，当我们长大以后，形成了自己的世界观，喜欢用自己的眼光来看待身边的世界，于是我们的疑惑越来越少。

疑惑少，不代表我们长大了，成熟了，代表我们老了!

学习中医的过程，就好比我们成长的过程，学习过程中应该有很多疑惑，如果没有疑惑，就说明你没有深入思考，没有进入角色。疑惑会促进我们学习，疑惑会帮助我们成长。

如果一个问题想不明白，查找资料也没有满意结果，那就将这个问题放到天地之间，放到大自然中来寻找答案。

举个例子来说明"存疑"的妙处。

在学习《内经》的时候，对于"春夏养阳，秋冬养阴"的理解，我一直很困惑，为什么夏天炎热却需要养阳，秋冬寒凉却需要养阴，这里的养是什么意思？

看了很多资料，从历代大家到各门各派，有很多解释方式，如何来理解这句话，并将其指导于临床呢？我一直心存疑惑。

　　一次偶然的机会，我找到了答案。

　　大学期间有一年放暑假去山洞玩，虽然山洞外面天气炎热，气温三十多度，但只要进入山洞，立即感到凉飕飕的。山洞很深，站在山洞中回头望，可以看到洞口的丝丝缕缕雾气。洞顶水气凝结成水珠，不时滴答滴答地向下滴，地面显得非常潮湿。

　　知道山洞冬暖夏凉，但从来没在意。学了《黄帝内经》，知道了"春夏养阳，秋冬养阴"之后，再切身体会山洞冬暖夏凉，我立即明白了这句话的意思，脑海中长久的疑惑立即得到了满意的答案。

　　夏天虽然天气炎热，但山洞内很冷，里面很潮湿；冬天虽然大雪纷纷，但山洞内很暖和。

　　我们人体呢？借用"天人相应"，你就会发现，我们的身体和山洞一样，夏天人体阳气充斥于体表，体内阳气缺乏，也是很潮湿、很阴冷。冬天人体阳气潜伏于体内，容易消耗阴液，所以人就感到很干燥。

　　既然春夏养阳，为什么夏天人们爱吃冰糕，而且吃后感到很舒服呢？吃寒凉的食物是否与春夏养阳相违背呢？

　　太阳就好似人体的心脏，大气就好似我们的肺，而土地就好似人的脾胃，土地之下就好似我们的肾脏。

　　夏天地面以上空气炎热，而山洞内却非常阴冷，类比如我们的身体，春夏心肺阳气旺盛，而脾肾阳气却亏虚。春夏养阳，养的不是心肺之阳，而是脾肾之阳，秋冬养阴，养的是五脏之阴。

　　没有游玩过山洞的朋友，你们可以试试井水，井水也是冬暖夏凉啊！

　　明白了这个道理，再看看临床上风湿病的病人，春天、夏天发病率较高，还有胃肠道疾病，夏天发病率也很高，而治疗这些疾病的时候，就需要用温性的药。每年春夏两季，我用附子、乌头上百公斤，而秋冬两季，虽然天气寒冷，但大多数病人体内阴分亏虚，用附子的机会就少多了，总用量还不到春夏两季的三分之一。

学习中医需要存疑，脑海中永远要有疑惑，当有一天这些疑惑突然被你解开之后，你会体会到开悟时的快乐，往往一个结打开之后，后面一连串的疑惑都得到了解决。由"存疑"到"开悟"是一件令人非常兴奋的事情！

◎悟

悟，就是想，用心去想，去体会。

当我们脑海中的疑惑越来越多的时候，我们就会去想，去思考，去感受。

学习中医必须要经历"悟"这个阶段，很多东西悟透了，在临床上运用就会得心应手，想不通，就只会邯郸学步。

多悟，开悟，可以帮助我们攻克很多疑难杂症。

为了说明这个道理，我们举个例子。

临床上经常会碰到这样的病人，他们清晨五六点左右出现腰痛，疼痛难忍，无法继续入睡，起床后稍活动即可缓解，每天如此。

以前治疗这类疾病的时候，通常按照"通则不痛"的指导思想，采用"补肾强腰，活血化瘀，通络止痛"的办法，有的有效，有的没效，有效的病人过不几天又复发了。这个问题如何来解决呢？

一次的感悟，让我彻底想通了这个疾病的病机和治疗思路。

那年冬天的一个早上，洗完脸后，我习惯性地将毛巾挂在阳台上。晚上再用时，发现毛巾上半部分已经干了，下半部分仍然是湿的，而且下端居然还结了冰！我拿着毛巾沉思了很久。

当时妻子说："还不快点洗脸，在想啥？"

是的，看着这一半干一半湿的毛巾，我当时的确想了很多，也明白了一些病的病机，同时也想通了治疗方案。

毛巾湿透后挂起来，水自然而然向下流，上半部分先干了，下半部分反而更湿，加上天气冷的原因，时间长点，下半部分就会慢慢结冰了。这不正是我们中医里面的"湿性趋下"？

作为一名中医，湿性趋下这句话，我们记得很熟，临证时却常常容易忘记！

常有病人说："医生啊，我每天上楼时两腿好像灌了铅，沉重无比，这是咋回事啊？"听到这样的主诉，西医大夫往往会考虑是不是存在电解质平衡紊乱，会不会是脑血管意外，有没有神经病变，常常开出一大堆检查来，而结果多半没有什么问题。

刚上临床的中医大夫，往往会一头雾水，一片茫然，认为是什么疑难杂症，不知道从哪里入手辨证。

其实，只要想到湿性趋下，这种症状就不难理解了。

人体就像这毛巾一样，白天站立时间多，按湿性趋下的特点，水湿自然下移于腿部，所以下肢的湿邪就会偏重。湿性重浊，当人体内湿邪稍重，就会感觉双腿很累，湿邪严重时自然感觉两腿好像灌了铅，沉重无比……

我们再进一步思考：为什么毛巾只有在冬天才会出现下端结冰的情况？当外界气温较高时，水湿也会下移，但因为温度高，水分会很快蒸发，毛巾会干燥，不会出现前面的情况。

同样的道理，在人体如果肾火旺，不亏虚，或亏虚不严重，则下半身湿邪会被肾阳蒸腾，化为气而上升，在人体进行循环；如果肾阳虚衰时，就好比冬天挂的湿毛巾一样，湿邪不能及时被蒸腾化气，盘踞下焦，病人就会感到双腿沉重。

回到最初的案例，病人为什么后半夜开始慢慢出现腰痛、背痛，有时甚至会痛醒，起床后活动活动疼痛就好了呢？其实仍然可以用湿性趋下来解释，夜晚卧床休息，处于人体最下端的应该是与床面接触的部位，湿邪由双下肢向接触床面的部位转移，自然会是与床接触的部位不舒服啊！

看到湿毛巾，想到湿性趋下，想到正气不足，想到脾肾阳虚……想通了这些再来治疗这类疾病，就很轻松了！

湿性趋下道理就是这么简单！了解了疾病的病机所在——湿性趋下，从这个角度入手，这类疾病都是很容易解决的。

学会感悟生活，感悟中医理论，你会发现学习中医是一件非常快乐的工作！

我们再来谈一个感悟。

"脾为生痰之源，肺为贮痰之器"，这句话源自清朝李用粹的《证治汇补》。

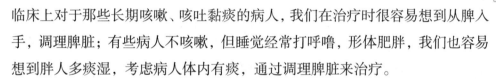

临床上对于那些长期咳嗽、咳吐黏痰的病人，我们在治疗时很容易想到从脾入手，调理脾脏；有些病人不咳嗽，但睡觉经常打呼噜，形体肥胖，我们也容易想到胖人多痰湿，考虑病人体内有痰，通过调理脾脏来治疗。

上面这些都是以痰测脾，知道了体内存在痰邪，来推测脾脏的状态，然后通过治脾来治痰，这很容易理解，也很好运用，脾为生痰之源，有痰治脾，理所当然的事情。但如果病人表现的主要是脾虚，我们是否想到脾为生痰之源呢？

如果我们站在痰的角度，治疗痰证，这句话提醒我们，要注意调脾。如果我们站在脾的角度，治疗脾虚，这句话提醒我们，要重视逐痰。

这就是我学习中医、感悟中医的方法，通过这样的思考方式，帮我解决了许多疑难杂症，通过解决这些难题，让我更加对中医充满了信心。

◎行

行，就是实践的意思。

前面谈了信、求、疑、悟，中医的学习，最终还是要落实到一个"行"上。只有通过实践，切身体会中医的疗效，才会进一步"信"。

很多同学也许会说，我现在是学生，根本没有实践的机会，即使以后工作了，短期内也很难被病人认同。

是的，中医是一门实践性很强的学科，一直到今天，许多人看中医还习惯性地要找老中医？为什么呢？因为在大家的心目中，老中医等于经验丰富。

那么作为年轻的中医，是否就没有实践的机会呢？不是这样的。这里，我想同大家一起分享一个感悟！

读大学的时候，有段时间喜欢玩台球。时常在周末邀上几个朋友，跑到台球场，痛痛快快地玩一下午，不玩出胜负，总不甘心。

玩台球，除了角度、力度的考虑外，还有很多技巧在里面。玩伴中有个同学玩得很好，每次与他对局，总是输两三个球。有一次玩到天黑，大家一起吃夜宵，让他谈谈玩台球的经验，这位高手说了一句，"珍惜你手中的每一次出杆！"

大家被他的话吸引住了，于是请他继续说下去。他继续说："很多时候，球的角度不好，的确很难打进去，这个时候，人就会有些心浮气躁，随便出上一杆，进不进算了，等下一次机会再说。其实这样是不对的，打不进的时候，也有打不进的打法，可以控制住白球，给对手制造困难，也可以慢慢运球，将难打的球运到好进洞的地方。如果看到球不好进，不管它三七二十一，就使劲戳上一杆，这样只能给对手制造更多的机会……"

"珍惜你手中的每一次出杆！"多年后这位朋友的话，我仍然记忆犹新。

人生如同一场台球赛，有很多次出杆的机会，机会好的时候，轻轻一送，一个漂亮的进球；机会不好的时候，就看你如何去面对。

在学习中医的过程中，可能最初我们的机会不多，但并不等于没有机会。

首先，我们自己会生病。其实人体的每一次生病都是对身体的一次考验，生病不是坏事，对于学医的我们而言，它就是一次亲身实践的机会。

记得三年前，有一次我连续熬了几夜，早上起床后感到精力不支，眼睛模糊，总感到有眼屎，但用手擦时却又没有。肝开窍于目，这种不舒服的感觉，让我立即想到熬夜伤肝。于是用枸杞子一小把，加菊花七八朵，开水泡后当茶饮，很快眼睛就舒服了，真可谓立竿见影！

后来每当病人描述眼睛不舒服的时候，我就习惯性地问上一句，"是不是总感觉有眼屎，用手擦时却又没有啊？"很多病人就会点头称是。于是在下药时就习惯用上菊花配枸杞子，疗效自然很好。

记得有一年夏天，天气潮湿，又连着吃了几天的面食，大便时感觉很不爽，不是便秘，却解不出来，也不是拉不干净，而是感觉大便好像粘在肠壁上一样，解大便时很费力，擦时很费纸，这是典型的肠道湿热所致。我用苦参、茯苓配少许艾叶，煎水服用后，很快就好了，但那种大便粘肠的感觉却是终生难忘。

后来遇到肠道不好的病人，切脉时发现肠道有湿热，在问病人大便如何时，他们常常回答还好，再继续询问大便是否发黏，擦的时候是否费纸，病人常常点头称是。在很多病人的思维中，大便不干结，不拉肚子，就属于正常，他们从不认为大便发黏是异常情况。如果不是自身体验，我可能会接受问诊结果，认为病人大便正常，排除肠道湿热的情况，这样就容易贻误病情，错失治疗机会。

在学习中医的过程中，要珍惜自己每一次生病机会，细心体会疾病的表现，充分理解其中的病机，并尝试使用中医治疗，感受治疗过程中的疾病变化，及时做出适当的调整。有了这些亲身体验，对中医的理解才会更加深刻。

其次是我们要珍惜每一次接触病人的机会。当我最初开药房时，病人非常少，每天只有十几个人过来买药，基本上没有专门过来看病抓药的。我要求自己：凡是进店买药的，都得让病人服药后有效！对每一个哪怕只是买感冒药的病人，我也认真地望闻问切。虽然看上去很麻烦，但是这样做，使我得到了很多机会，不光提高了我的技术，也增加了病人对我的信任。

在学习中医的过程中，要珍惜我们每一次与病人接触的机会，珍惜问诊的机会，珍惜切脉的机会，珍惜辨证及处方的机会。

最后，经验是靠总结和思考得来的。如果你不去实践，不去思考，又不善于总结，哪怕活到一百岁，可能也没有一点经验，更谈不上成为一个好中医。

就好比打台球一样，珍惜你手中的每一次出杆！如果能做到这一点，医术一定会不断提升，成为一个合格的中医，进而成为一个优秀的中医。

最后我想同大家交流：什么是理想？

理想是有一天你做了一件事情之后，你开始重新定义你的人生，也愿意为了这件事情你去受苦、你去受累、你去受委屈、你去受质疑、你去受诽谤，你还愿意坚持，那你才有资格说这件事情是你的理想！

我们每个人来到这个世界，就得做点什么吧，你要找一个理由，一个更有价值存在的理由，其实那才是理想。

如果你将学习中医作为你人生的理想，我相信，你已经找到了学习的办法！

路漫漫其修远兮，中医之路崎岖而又漫长，让我们永远保留一颗求知的心，在中医之路上探索、前进……

我分享完毕后，我们五名版主，加上网站负责人，一同站在讲台上，面对台下学生的一一提问，我们各自根据自己的专长所长轮流作答，一场中医人的交流会在友好的氛围中成功举办。

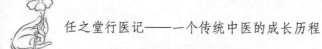

会后校方的领导李校长带我们参观了他们的国家级课题——中医证的研究实验室，也参观了他们的博物馆。感受到中医文化的历史悠长，李校长从道、法、术、器四个层面为我们阐述了他对中医的理解，对青年人在中医上的发展寄予了很高的期望。

短暂的两天一晃而去。分别之时，我们留下了对中医的热情和稚嫩的经验，带走了学生的热情和领导的期望，加深了我们几名版主之间的友谊。这份友谊无关名利，只求能更好地服务于百姓，让中医之火越来越旺。

我们约定，回去后将网站里有影响力的中医征集起来，大家一起对常见病逐一讨论，将经验公布出来，编辑成册，来一个干货大整理。

三十八、中医路之交流篇

古有歃血为盟，今日以术为盟。

在一个以西医为主的论坛，西医的发言权具有绝对的优势，我们一群中医人硬要做出一些有意义的事，无他，就是希望每一个中医都能越来越强大，医术越来越精深。

在3月17日国医节之后，大家回到各自的单位，计划的中医高招整理则有条不紊地进行。我们对常见病开设了33个话题，涉及痤疮、脱发、面瘫、耳鸣、脑供血不足、闭经、卵巢囊肿、慢性前列腺炎、痛经、子宫肌瘤、宫颈糜烂、不孕症、不育症、颈椎病等。如一个简单的口腔疾病，从发病机制到单方、验方、经方、时方，论坛中医版块的数十上百名中医展开深入讨论。大家不图虚名，图的只是交流一些货真价实的临床经验和心得体会，通过交流，亮出各自的治病高招，相互提高临床技能。

针对这些疾病话题，我也结合自己的临床心得，提出了一些自己的观点。

痤疮

关于痤疮，其形成原因，个人认为：鬼门开，风、寒、湿自外而入，未能及时发散，郁积久，形成痤。痤没能及时治疗，郁积化热化毒，再加上心脏气血亏虚，面部血脉运行不畅，郁毒外发而成疮。

本病发展到"疮"，已经是寒热错杂，虚实夹杂，用药须寒热搭配、攻补兼施。用药切忌一派寒凉，否则病邪暂时压制，日久暴发更加厉害，如此用药，则永无可愈之日。

针对心脏，可以运用丹参、生地黄来补心血，同时配伍运用桂枝温通心脉，石菖蒲引药入心，这样心脏气血充足，才有可能将面部的垃圾清运走。运用敛肺的药物，使人体内的浊气向下运行，通过大便排出体外，此类药物有枇杷叶、苦杏仁、大黄等。运用消肿散结的药物，可以加快治疗起效时间，如连翘、白芷等。痤疮颜色偏白者，考虑为湿郁化痰，佐以浙贝母、茯苓。病情反复迁延者需要扶正，可用黄芪托毒。病情严重时要考虑加适量疮科药物，如金银花、玄参、紫草、乳香、没药等。

还有一个食疗方法，那就是著名的"三豆饮"，已经流传了几千年。三豆饮具有保养肌肤的功效，扁鹊用它治好了很多痘疮病人。我用此方治疗过不少痤疮病人，疗效确切。推荐剂量：黑豆30克，绿豆30克，红小豆30克，白糖适量。将绿豆、黑豆和红小豆放入锅中，加适量水，用大火烧开，开锅后再改成小火继续煮成粥，然后加入白糖，早、晚服用，连续食用一周。

面瘫

关于面瘫，我认为此病的病因，除了正气不足，还有一个很重要的内因，就是体内的痰邪。气虚无以行痰，加之外受风邪侵袭，最终导致风痰阻络，出现局部经络闭塞，肌肤失养，而形成口眼歪斜之症。治疗时可以采用祛风、化痰、通络的办法。传统而又经典的牵正散我就不说了，谈一个个人的小经验：用槐树内皮研成粉末，加少许冰片，凉开水调匀，纱布包成条状，塞患侧鼻孔，每日1次，每次塞10小时左右。如果无槐树内皮，可用皂荚研成粉，加甘油调成干湿合适的软泥状，用纱布包裹后塞患侧鼻孔。病人用后会喷嚏较多，每天2~5小时，以能耐受为度（这里的槐树内皮、皂荚都具有较强的祛痰、开窍、通络的作用）。

耳鸣

耳鸣之为病，因肝经湿热为患，病人多左侧耳鸣，常伴口苦、左侧偏头痛，用龙胆泻肝汤可愈。耳鸣时轻时重，伴腰酸软者，耳聋左慈丸、六味地黄丸、知柏地黄丸等，随证选用。耳中如有潮水之声，下肢沉重，舌苔水滑，伴眩晕者，可以选用一味泽泻饮。突发耳鸣，伴头痛目赤、咽喉肿痛者，多为风热上攻，疏风清热可愈……种种情况，不一一细数，临证时随证治疗即可，但有一点是相同的，即在辨证基础上配伍"通气散"（组成：柴胡、香附、川芎。出自《医林改错》），这样起效较快。

曾治刘某，男，40岁。右耳耳鸣反复发作3个月，加重1周。病人3个月前因熬夜后晨起出现耳鸣，声音如夏日蝉鸣，日夜不休，随即到当地医院就诊，予以扩张血管及营养神经治疗，住院治疗1个月，病情减轻，但仍未能治愈，后内服中药1个月，病情时好时坏，情绪激动时容易诱发和加重。1周前饮酒后病情加重，症状与得病初期无异。就诊时心情烦躁，伴头昏，失眠多梦，齿痕舌，舌边红。切脉：左寸沉细而数，上延鱼际，左关郁涩，左尺细软，右寸浮滑。整体脉象右侧有上越之势，左侧有气郁中焦之势。

病人从事销售工作，平素压力较大，工作不顺，肝胆气机郁结，人体阳气不能从左侧随肝上达于头，头为清阳汇集之所，清阳不升，故头昏；肝气郁结化火，心血失养，故而心烦、失眠。左侧清阳不升，右侧浊阴不降，虚火自右侧上升，上攻于脑，故右侧耳鸣。治疗上以升清降浊为主要思路。用药：葛根30克，香附20克，川芎15克，通草6克，柴胡10克，玄参30克，白芍30克，生牡蛎30克，枳实20克，竹茹25克，黄连5克，生甘草10克。病人服用3剂后，耳鸣消失，继续服用3剂，巩固疗效。

此病人治愈后，介绍其妹过来就诊，也是耳鸣，参照上述思路治疗，1剂有效，3剂治愈。

脑供血不足

脑供血不足的病人，大多并未表现出明显的血虚症状，但脾虚症状常常存在，除了头昏，还伴有大便不调，稀溏，有时发黏。治疗上调理脾脏，升发清阳，从脾入手，从气分入手，效果还是不错的。

我个人喜欢用白术、苍术、葛根、川芎四味药，健脾除湿，升发清阳；同时配伍降浊的药物，如枇杷叶，降气化痰，从肺入手，降人体浊气。气虚者则配以黄芪补气，气虚较重者可以配伍红参。对于伴有肝郁的病人，则配伍柴胡、香附、当归，肝郁化火则加白芍。如果病史较长，记忆力减退较明显，则配伍补养肾精的菟丝子、补骨脂、淫羊藿、枸杞子、核桃仁等。

闭经

闭经治疗，分虚实两端，以此立法，确有其效。本人治疗过不少闭经病人，总结出一个相对有效的思路：月经其实就是子宫内膜的脱落，对于闭经的病人，建议先做一个 B 超，观察一下子宫内膜的厚度，一般可见两种情况：第一，内膜厚度在 3 ~ 5mm；另一种情况，内膜厚度在 8mm 以上。

如果属前者，则不宜采用破血的药物，这样即使月经勉强来临，也容易损伤正气，治疗原则以调理脾肾和补养气血为主，促使子宫内膜增厚，处方以八珍汤加五子衍宗丸加减，同时针对因实致虚，配以养血活血的药物，如鸡血藤等。待气血充足，内膜增厚，自然水到渠成。月经来后，于月经第 5 天开始服用乌鸡白凤丸，连用 10 天后停药，第 25 天开始服用逍遥丸，服用至月经来临，此为一周期。下月依旧如此，连续三个疗程。

如果内膜厚度在 8mm 以上，则可以采用破血的药物，促进瘀血的排出。此类病人的脉象右手多有上越之势，即气血不下行，治疗时以桂枝茯苓丸合逍遥散为基础方，配以三棱、莪术、川牛膝等，其中川牛膝引血下行，量要大，我习惯用 30 克左右；体质偏胖者佐以化痰散结之品；子宫偏寒者佐以暖宫散寒之品，如紫石英。这类病人见效很快，一般三五剂就可以来月经，后期以调理肺肾为主，肺不生肾，也就是金不生水，则难以痊愈。

卵巢囊肿

个人认为，卵巢为肝、脾两经循行所过，卵巢囊肿的病人脉象上左右关部偏尺处可见到郁脉点，所以在发病机理上，个人以为当属肝郁脾滞为主。肝气郁结则气行不畅，气滞则血瘀；脾气郁滞则运化失司，水液内停，故而在卵巢上出现囊肿样包块。

对于卵巢囊肿的治疗，首先可依据 B 超检查粗略分一下：子宫内膜异位症导致的巧克力囊肿；浆液性上皮囊肿及黏液性上皮囊肿；卵巢畸胎瘤。巧克力囊肿、液性囊肿、卵巢畸胎瘤，可以通过做 B 超来区分，常见的是前两种，可以通过中药调理，第三种情况建议做手术，因为长大后容易形成蒂扭转，出现严重腹痛腹胀、呼吸困难等。前两种情况，通过做 B 超，观察囊肿内的回声情况，可以做出判断。明确诊断后，再结合中医四诊，可以收到较好的疗效。

巧克力囊肿的治疗以活血化瘀、消癥散结为主，处方以桂枝茯苓丸加三棱、莪术、山楂、鸡内金、鳖甲，血虚配当归尾，气虚配黄芪，宫寒配紫石英，肝郁配橘核等。治疗时间偏长，一般一个月为一个疗程，亦可采用丸药缓攻。

浆液性上皮囊肿和黏液性上皮囊肿的治疗以疏肝健脾、温阳利湿、化瘀消癥为主，处方以逍遥散合桂枝茯苓丸合五苓散为基础方，随症加减，一般 10 天内可以消除。本人治疗了十余例，最大包块在 5cm×6cm 左右，服药 10 天后做 B 超检查，包块消除。

慢性前列腺炎

慢性前列腺炎，清热利湿只能治标，况且苦寒的药物容易伤脾，加重脾虚，长期服用此类药物，人体阳气受损，最终会将病邪由湿热转变成寒湿，所以清热利湿不是良法。

湿热的治疗，健脾是关键。脾之功能健全，湿邪自然得以清除，人体阳气不会被阻滞，何来湿热？何来炎症？所以对于慢性前列腺炎的治疗，湿热为患，采用健脾利湿、升阳解毒的办法，起效快，且不易反弹。当然除了湿热，还有血瘀为患和肾阳虚衰。

胆囊息肉

胆囊息肉的脉象和胆结石的脉象非常相似，可以说单凭切脉，很难区分。以脉测证，本人认为此病属于胆腑气机不畅，郁积日久所致。在肝胆气机不畅的背后，存在脾肾阳虚的情况。疏肝利胆、调理脾肾是大的原则，软坚散结则需要有的放矢地选药了。

第一，长期胆气不畅，郁积日久，容易化火伤阴，把脉左关略有弦硬之象，这是阴分不足的表现。所以治疗胆囊息肉的时候，我习惯配伍白芍、赤芍、玄参、生牡蛎之类的药物来养阴。如果子盗母气，出现肾阴不足的情况，则适当配伍养肝肾之阴的药物。

第二，因为胆经不畅，容易出现背痛、胁痛等症状，可以采用延胡索配川楝子来对症治疗，效果不错。

第三，在消除息肉方面，我喜欢加上穿破石这味药，对于胆囊息肉、胆结石、肝硬化等肝胆系统疾病，佐以此药 30 克左右，见效更快。

第四，此类病人在饮食上有三忌，一忌蛋类食物；二忌动物脂肪的大量摄入；三忌油炸食物的大量摄入。此三忌与胆囊炎病人相同，这也是因为两者病机有很多相同的地方。

第五，胆囊息肉的病人，有很大一部分病人同时存在脾肾阳虚的状况，体内阴寒过盛不容忽视，依据情况，可以随症加减使用理中汤。

最后，此类病人优柔寡断，思虑较多，而"思则气结"，过度思虑对疾病的恢复不利。建议病人多进行户外活动，放松心情，疏发肝气，有利于疾病的恢复。

痔疮

痔疮有很大一部分病人属于寒包火，病机明了了，治疗方法也就清楚了，对于属于寒包火型的痔疮病人，凉血、消肿、散瘀，可以让痔疮消退，但不能阻止其复发，临床上很多痔疮病人服用槐角丸治疗数年，在进食花椒、辣椒等辛辣之物后，仍然发病；一些病人通过做手术，将突出的痔核切掉，痔疮仍然再次复发，为什么？这是因为肠道有寒啊！寒邪不消散，痔疮就会复发；没有痔疮的病人，也会有得痔疮的可能。

本人曾经用理中丸加槐角丸治疗痔疮，取得了很好的疗效。这里的理中丸就是为散肠道寒邪而设立的，只有寒邪散尽了，寒包火的病机才能扭转过来，才能从根本上治疗痔疮。对于清阳不升、湿热内盛的病人，治疗时就需要升发清阳，配伍清热利湿，可以用补中益气汤和三妙散加减化裁。当然，对于痔疮比较严重的病人，痔核脱出肛外无法回纳，采用手术加药物调理，就是最佳的选择。

……

最后应中国中医药出版社的邀请，我们将这些方子汇编成册——《高手过招——中医临床实战录》就这样问世了，也算是中医版块中医人士中医经验的一次大集合、大整理。在这次工作的启发下，后来我们举办了全国性的草医节，举办草医大会，挖掘和整理民间医生的精华，让不少民间草医绝技借助任之堂这个平台进行推广，让无数人受益；同时也帮助了这些草医的成长，这些草医的生活状况也得到了很大的改善，他们的成长也推动了任之堂的成长。我也希望任之堂除了看病，更能成为一个有担当的企业，而不仅仅是一个小诊所。

未来的路还很漫长，我将在我所喜爱的中医之路上继续探索下去，穷我毕生之力，展中医之辉煌……

编辑推荐图书

任之堂系列（任之堂主人·余浩）		
任之堂跟诊日记 1	小 16 开	68.00 元
任之堂跟诊日记 2	小 16 开	68.00 元
任之堂跟诊日记 3	小 16 开	68.00 元
任之堂跟诊日记 4	小 16 开	68.00 元
任之堂中药讲记	小 16 开	55.00 元
任之堂学药记	小 16 开	49.00 元
任之堂脉学传心录	小 16 开	58.00 元
任之堂医门日诵早晚课	小 16 开	55.00 元
任之堂中医入门 12 讲	小 16 开	68.00 元
任之堂医经心悟记——医门话头参究	小 16 开	49.00 元
任之堂师徒问答录	小 16 开	39.00 元
任之堂医案讲习录	小 16 开	48.00 元
跟师一日一得 1——理法方药	小 16 开	待出
跟师一日一得 2——临证取象	小 16 开	待出
跟师一日一得 3——医海点滴	小 16 开	68.00 元
中医普及学堂系列（曾培杰、陈创涛）		
小郎中学医记——爷孙俩的中医故事 1	小 16 开	58.00 元
小郎中学医记——爷孙俩的中医故事 2	小 16 开	58.00 元
小郎中学医记——爷孙俩的中医故事 3	小 16 开	58.00 元
小郎中学医记——爷孙俩的中医故事 4	小 16 开	58.00 元
小郎中学医记——爷孙俩的中医故事 5	小 16 开	58.00 元
小郎中学医记——爷孙俩的中医故事 6	小 16 开	58.00 元
小郎中学医记——我的中医实习故事	小 16 开	58.00 元
小郎中学医记——我的大学中医故事	小 16 开	58.00 元
小郎中学医记——名医是怎么炼成的	小 16 开	待出
小郎中学医记——药性赋白话讲记 1	小 16 开	待出
小郎中学医记——药性赋白话讲记 2	小 16 开	待出

小郎中学医记——药性赋白话讲记 3	小 16 开	待出
小郎中学医记——药性赋白话讲记 4	小 16 开	待出
李可古中医学派及经方系列（孙其新、雒晓东）		
李可临证要旨 1：李可学术经验研读 21 讲	小 16 开	68.00 元
李可临证要旨 2：李可学术经验研读 19 讲	小 16 开	78.00 元
经方体悟讲记——雒晓东经方讲稿及李可、黄煌 经方思维探讨	小 16 开	58.00 元
阳气为重　气化为用——雒晓东六经体系讲稿及 李可六经学术思想探讨	小 16 开	45.00 元
步入中医之门系列（道少斋主人·毛以林）		
步入中医之门 1：道少斋中医讲稿	小 16 开	55.00 元
步入中医之门 2：被淡忘的经络辨证	小 16 开	55.00 元
步入中医之门 3：分部经络辨证理论与实践	小 16 开	55.00 元
步入中医之门 4：火神派热潮之冷思考	小 16 开	58.00 元
步入中医之门 5：疑难重症辨证论治 24 讲	小 16 开	55.00 元
步入中医之门 6：疑难病证辨治思路详解	小 16 开	49.00 元
医门课徒录系列（周正祎）·老中医经验系列		
医门课徒录：一名基层老中医 55 年临证手记	小 16 开	48.00 元
传世碎金方：一名基层老中医 55 年屡试屡效方	小 16 开	48.00 元
草木皆为药：一名基层老中医 55 年中草药简易方	小 16 开	52.00 元
本草体证录 1：一名基层老中医 55 年临证用药秘法	小 16 开	48.00 元
本草体证录 2：一名基层老中医 55 年临证用药秘法	小 16 开	48.00 元
本草体证录 3：一名基层老中医 55 年临证用药秘法	小 16 开	48.00 元
回眸效验方：一名基层老中医 55 年实效验方辑录	小 16 开	48.00 元
简便廉验方：一名基层老中医 55 年效验小方秘录	小 16 开	48.00 元
沉疴治悟录：一名基层老中医 55 年顽疾诊治体悟	小 16 开	48.00 元
临证效为实：一名基层老中医 55 年治病经验实录	小 16 开	55.00 元
草药经验拾记：一名基层老中医 55 年草药应用实录	小 16 开	待出
外治之理即内治之理：名老中医左振素外治经验撷珍	小 16 开	48.00 元
通调五脏安脾胃：首届全国名中医刘启泉脾胃病诊治经验	小 16 开	69.80 元